经络
是可以检测的

主编　周炜

学苑出版社

图书在版编目（CIP）数据

经络是可以检测的／周炜主编. ‒‒北京：学苑出版社，2025.1. ‒‒ISBN 978‒7‒5077‒7043‒8

Ⅰ. R224.1

中国国家版本馆 CIP 数据核字第 2024J6H945 号

责任编辑：黄小龙

出版发行：学苑出版社

社　　址：北京市丰台区南方庄 2 号院 1 号楼

邮政编码：100079

网　　址：www.book001.com

电子邮箱：xueyuanpress@163.com

联系电话：010‒67601101（营销部）、010‒67603091（总编室）

印 刷 厂：北京兰星球彩色印刷有限公司

开本尺寸：880 mm×1230 mm　1/32

印　　张：6.375

字　　数：154 千字

版　　次：2025 年 1 月第 1 版

印　　次：2025 年 1 月第 1 次印刷

定　　价：68.00 元

编委会

序

　　我人生经历的最大的"劫"是我三十一岁那年，我深爱的父亲在这一年患上肺癌，我每天负责照顾他。自从得知父亲患了这个恶疾，我日日夜夜都处在绝望中。不论多么痛苦，坚强的父亲从不呻吟。由于癌细胞广泛转移，父亲疼痛无法入睡。他日渐消瘦成木乃伊状，看着他被疾病折磨我束手无策，无能为力。某天看到人民日报头版登载针刺穴位可以不用麻药开刀。受这个信息启发我尝试用手指点按父亲的足三里穴，随着时间的推移竟然听到父亲发出轻鼾声。虽然两个月后，在1971 年 11 月 28 日那天父亲于永远地离开了我们，但从这个劫难中我了解了经络，相信了人体经络真实存在。

　　1972 年春我开始研发经络仪，至今已经过去 52 个年头。经络仪能够客观量化地看到当下生命系统能量网的流动，看到生命能量被阻碍的地方，给予干预后生命能量又继续正常流动。这个过程让人感觉生命的方向与强度被正确引领，被调整者呈现的快乐与对生命的希望会激发研究者研发的兴趣，经络仪不断被更新与升级，目前已经到了第六代，测量穴位也从原来只测 24 穴扩展到现在的 152 穴。用经络仪为未病预警，用经络仪尽快尽早提取生命能量流动障碍的信息是我们的研究目标。

　　回忆我 1972 年以后的前 20 多年时间，主要工作是应用经络仪器帮助竞技运动训练培养"冠军"。虽然在这个过程中获得了健康人群的经络数据，但随着研究的深入我越来越认为这是个错误的过程。这些研究经历是我前半生走的弯路，至今想起来都是无尽的内疚与后悔。竞技运动违背《黄帝内经》宗旨。通过经络仪器辅助运动员超强度训练，最后使之成为冠军。当年还以为自己做成功了，对得起跟着我艰苦训练的学生。现在看来这是提早消耗了他们的元气，因为这个训练他们可能少活十年甚至更多，许多世界级尖子运动员，生命年龄比同期人平均少活四五十年。因为他们在训练中往往心率快过正常心率 2～3 倍，同时他们肾上腺等内分泌激素也提早被透支。竞技运动是游猎民族的文化，更高更快更强的目标，说白了只不过是为了能成功捕猎，不致饿死。农耕文明是按天道做事做人，风调雨顺，子孙永续。农耕文明可能更合天道，更有利于人体健康。

我 1992 年退休后研究重点转向健康管理，跟着仪器学习《黄帝内经》，学习五运六气理论。我通过观察天地变化对人体影响，逐渐认识到中医本来应该以天地能量变化的大规律为导航。中医与西医最根本的区别是中医不单是给人治病的，而是以天道为人生导航的一场修行。当人被现代医学确诊得了癌症，对死亡的恐惧带来极重的身心痛苦。这种心理状态会加速癌症恶化，会影响癌症的治愈率。而用经络仪测量可以提前报警，它能及时反馈经络能量流动障碍的所在。这种反馈对人的心理状态影响不会强烈，只是让被测量者关注自己经络状态，应用中医思维采用中医等方法调治，再注意日常衣食住行改掉不良生活作息习惯，调整情志与人际关系，经络阻碍就会被调畅。52年来我用经络检测首先监控我自己的身体，我在这么长的时间里不再依靠公费体检，三年大疫我没有被感染，也没有接种疫苗。如今我已经85岁了，除了遗传原因导致牙齿不好，需要看牙医之外没有进过医院。如今我仍旧每天8小时工作，与30多岁的年轻人一起研发仪器，与各界人员进行学术交流。借助经络检测，我合理安排饮食起居，更注重情绪、情志、人际关系的管理，遵循《黄帝内经》的养生原则与方法。

经络仪测量的经络信息能非常敏感反馈人的心理与生理的真实变化，给予预警。打造一套尽可能合格的"系统经络动态测量仪"是我今生的使命，希望这个工具，能在人类重新找到回归天地能量母系统的运行规律的漫长的探索过程中，起到客观导航的作用。

人的全身共有365个穴位，如果只测量不到24个穴位，未病报警会因为信息"窗口"太少而漏报。经络有大周天与小周天两个能量网，目前我正在研发测量大周天的能量网，包括左右手足十二经的井荣输经合共120穴，加上奇经八脉交会穴（相当于纵向十二经之间的横向能量调节通道）共测152穴。研究发现利用152穴经络仪，进行系统监测，还可以发现患者内在性格情志与先天失衡的关系，对有缘的有一定觉悟的患者在通过调他的气的同时再调其神，往往会收到惊奇的疗效。把生命体比如成一台汽车，气就是油箱里的油，患者的"神"就是驾驶员。"他"如果乱踩油门，加满油就到处乱闯，这生命之车，很快会需要加油与返修。现代人绝大多数是未经培训合格就开着生命之车上路的人，换言之，现在的社会99%的人的生命之车，都是无证驾驶。所以我们做中医养生事业，可以选择两种服务生命的方式：一种就是生命之车的4S店，车坏了给他们修理加油。一种是驾驶员培训，针对车坏的状态去教育驾驶员，改变不良开车习惯！

中医有上工境界，过去我一直把上工治未病，错误地理解为存在治与被治双方，现在体会到只要存在治与被治都是中工的模式。上工的境界其实只有本人活明白了，知天地大道了，从内心、灵魂完全觉悟了才有可能实现上工境界。换言之，人只有自己觉悟了才能成为自己的上工。世界没有救世主，那些能治癌症和渐冻症等疑难杂症的高明医生其实也只是中工，患病后的救治过程就是中工的状态。我研发的"系统经络仪"让我了解了灵魂觉醒的重要性，肉身即使有病，但只要灵魂觉醒，真正明白自己今生修行的功课，并且真正彻底放下对世俗名利的追求，彻底放下对肉体疾病的恐惧就能达到上工境界。中医六术（祝由、砭、针灸、药、按跷和导引）的疗效依据经络仪可以观察到经络全网流动状态，其结果客观而量化。应用现代医学昂贵的检测不能很好地对接中医六术的治疗，系统经络仪或可破局。

52年的研发经历，让我深刻认识到通过"系统经络测量"实验来学习《黄帝内经》是一项长期的，投入一辈子都远远不够的工程。这个经络检测能够深刻地反映生命从灵魂到肉体的状态。我们借助仪器来指导自己改变不好的状态，这个过程非常有趣，而且变化立竿见影。每个人的生命质量借由它可以直接获得改善。很多人认为我坚持52年的这项研究是如何如何的不容易，其实我是欲罢不能，因为透过它看生命变化让我上瘾了。希望有缘的你与我一样享受经络检测带给你的快乐。

"系统经络仪"可以是治已病的临床诊断，也可以用于治未病的健康管理。"系统经络仪"只是每个人生命途中的导航仪，我父亲以他患癌症痛苦离世的经历，让我从32岁开始走上这条正确的、利益众生、自己也活得快乐健康的人生路。希望它能造福更多有缘人，希望天下没有癌症！

李以坚

2024年5月于广州

编写说明

2008 年我们团队开始应用王居易经络诊察法申报各种课题，每每都被专家诘问这个经络诊察手法的客观性。2010 年左右我们团队开始学习五运六气医学理论。在 2013 年前后偶然听到毛小妹老师讲解她用经络检测观察到五运六气与经络的关系。此后，因毛小妹老师认识了广州的李以坚老师。2014 年我将李以坚老师的经络检测仪背回北京，自此开始了经络检测的旅程。

李以坚老师（下文简称李老）痴迷经络检测，用她女儿海华的话说，这个经络检测仪是李老的第三个孩子。李老 32 岁（1972 年）跟随她丈夫开始接触经络检测，到现在 48 穴经络检测仪的研发，她在其间的付出是常人难以想象的。李老在 20 世纪 90 年代初将自己两处房子卖掉凑研发经费。自从她开始做经络检测工作，并学习了中医五运六气理论后，她通过这个仪器开始解读《黄帝内经》理论。她对《黄帝内经》的认识令我这个中医科班出身的人都自愧不如。她的工作室一边是经络检测床，一边是桌子，上面有一本被翻烂的《黄帝内经》。很多民间做保健品的、习练气功的、站桩的人等，都会闻名过来让她检测。她自嘲说她的工作室就是民间检测站。李老如今 83 岁高龄，仍坚持每天工作。她腿脚灵便，耳聪目明，头脑清晰，精力充沛。她从不做西医的任何查体，她自身时时用这个仪器做自我监测。她通过检测发现了饮食对经络的影响，她自觉坚持素食，坚持每天摄入核桃等坚果，坚持每天每一口饭都要咀嚼 36 次。她用经络检测发现了大脑的思维活动与经络的关系，因此她会了解如何坚持正确思维，如何改善自己的人际关系。李老始终是勤于学习、勤于思考、勤于工作、勤于创新的人，她的经络检测仪到目前已经研发到第六代。

我们团队 2014 年开始应用李老的仪器开始临床课题研究，目标是寻找经络检测的客观指标。这个仪器没有辜负我与我的硕士研究生的辛苦付出。研究生用该仪器去认识人体经络与疾病的关系，去认识五运六气对经络的影响等。我们试着用中医的思维完成中医的课题研究，目的是做出的课题研究对日常中医临床疗效有帮助。该仪器对我及我的学生认识经络、了解经络、应用经络做了巨大贡献。我的经络老师王居易教授曾对我说：应用测电阻值的方式测试经络的研究很多人都做过，这个经络检测仪同时测试 48 穴位能量变化是真实准确、有其临床意义的。王老师的认可也鼓励了我们。

本书主要内容是将李老研发 48 穴经络检测仪的过程做了回顾，结合我们 2014 年开始到现在应用该仪器的临床案例分享，希望由此引发读者对经络与疾病关系的思考。

周炜

2024 年 1 月

前 言

1. 经络的组成与作用

经络是中医理论的重要内容，经络包括经脉和络脉。经，有路径的含义，经脉贯通上下，沟通内外，是经络系统中的主干；络，有网络的含义，络脉是从经脉别出的分支，较经脉细小，纵横交错，遍布全身。经络系统包括十二经脉、十二经别、十二经筋、十五络脉、奇经八脉等。

经脉与生俱来，是链接皮、脉、肉、筋、骨的重要通道，《灵枢·经脉》："黄帝曰：人始生，先成精，精成而脑髓生，骨为干，脉为营，筋为刚，肉为墙，皮肤坚而毛发长，谷入于胃，脉道以通，血气乃行。"

中医强调整体观，而十二经脉将人体各部分连接成一个整体是对此理论最好的诠释，《灵枢·经水》："经脉十二者，外合于十二经水，而内属于五脏六腑。"

经脉有结构有循行位置，这个结构与循行位置不是简单的体表线的概念，这是我们认识经络的基础思维。《灵枢·经脉》"经脉十二者，伏行分肉之间，深而不见"。"其常见者，足太阴过于外踝之上，无所隐故也。诸脉之浮而常见者，皆络脉也。经脉者，常不可见也，其虚实也，以气口知之。脉之见者，皆络脉也。""伏行分肉之间"给了王居易教授很大的启发，他解读为经络循行位置是在皮、脉、肉、筋、骨之间的缝隙里，并提出不可见到的经脉可以通过医者的手去诊察它的状态，并由诊察到的信息对经络状态做客观的了解与评价。

经脉是人体重要的组成部分，它的状态决定人的生与死，正如《灵枢·经脉》所言"经脉者，所以决生死，处百病，调虚实，不可不通"。经脉的通畅与疾病及生死密切相关，经脉通畅则人体健康；经脉不通畅或者阻塞则会令人生病或者走向死亡。经络"处百病"，还意味着经脉具有调治百病的能力。

综上，经络具有内联脏腑，外络肢节，运行气血，反应病症的作用。而且经络"不可不通"，它对人的生与死，健康与疾病具有主宰作用。

2. "内证实验"可能是古人认识经络的途径

古人如何发现的经络？针灸教科书上认为经络是劳动人民智慧的结晶，是人民经过长期的医疗实践不断总结而逐步形成的。

《黄帝内经》清楚描述了经络在人体的走向与作用，如人体的肺经在《灵枢·经脉》中这样论述"肺手太阴之脉，起于中焦，下络大肠，还循胃口，上膈属肺，从肺系横出腋下，下循臑内，行少阴心主之前，下肘中，循臂内上骨下廉，入寸口，上鱼，循鱼际，出大指之端；其支者，从腕后直出次指内廉，出其端。是动则病肺胀满膨膨而喘咳，缺盆中痛，甚则交两手而瞀，此为臂厥。是主肺所生病者，咳，上气喘渴，烦心，胸满，臑臂内前廉痛厥，掌中热。气盛有余，则肩背痛风寒，汗出中风，小便数而欠。气虚则肩背痛寒，少气不足以息，溺色变。为此诸病，盛则泻之，虚则补之，热则疾之，寒则留之，陷下则灸之，不盛不虚，以经取之。盛者寸口大三倍于人迎，虚者则寸口反小于人迎也。"

古人如何了解到经脉的循行与作用？至今也未见明确的解读，但是我们应用《黄帝内经》有关经络理论的知识去解读，并用其指导经络治疗疾病可以看到非常好的效果。我们猜测认识经络的途径，也很可能是古人在进行气功等养生练习的过程中，察觉到自身气的流动，觉知到体内存在的经络现象，并且在后来的临床实践中，不断验证和丰富了这方面的知识。近代人也有通过内证观察到经络的流动，观察到内服小柴胡汤后，会形成太极图样能量球积聚在胁肋部，而口服抗生素后所有能量会均匀地在全身分布。

3. 经络检测是现代重新认识经络的方法之一

现代人比古人掌握了更多的科技手段，人研究认识经络的脚步一直未停止。当我们用现代生命科学的定量实验方法，观察读懂古人对经络的认识时，现代人就有可能更好地利用经络去养生、保健、治病。

编者

2024 年 1 月

目　录

第一章　经络测量实验及结果分析

1. 初识经络测量

　　20 世纪 70 年代，随着国家对经络研究的热潮，李以坚老师（以下简称"李老"）的工作单位广东省体育总局开始应用经络检测的方法，协助运动员训练，自此李老与经络检测结下了一生的缘分。

　　初始的经络检测对象为广东省体育总局集训期的运动员，他们都是健康未婚的 15 ~ 25 岁的年轻人。因为体育训练的要求，所有运动员的饮食、作息时间、运动强度都有统一的标准。对药物与营养品也严格监管，防止误服违禁品，因此实验对象的能量补给源头可控。

　　集训队的运动员生活单一，绝大部分是未婚群体，个别已婚者训练日不能回家，排除了除训练外的其他能量的消耗影响，比如他们的性生活等的干扰。

　　因为运动员都是健康未婚的正常人，实验获得的数据成为建立正常人的参考坐标。这些运动员的经络检测数据为以后的亚健康人群和疾病人群研究提供了评价参考数据体系。初始数

1

据观察到了正常人的经络能量的"涨落"波动,这些波动的阈值范围具有非常重要的参照价值。

运动员的能量消耗具备一致性,可以用运动学的量化指标代入。如运动的距离、时间、速度、完成动作的次数等。李老团队对游泳、划船、中长跑、自行车等周期性项目,在训练前后将经络穴位的电阻值变化记录下来,准确计算能量消耗的大小变化与经络穴位的关系。

从1973年开始截止到2003年,30年积累了上万名运动员的实验数据。结合现代医学的概念,观察指标意义见表1。

表1 观察指标与穴位电阻关系

人体状态	主观感觉	体能	运动学的量化指标	测量时的代谢水平	穴位电阻值
大负荷消耗后	重度疲劳	下降	高质量完成训练任务后	下降能量消耗大	升高
赛前最佳状态	适度兴奋体力充沛	整体最佳	比赛成绩提高赛前状态佳	升高能量储备足	降低

2. 经络测量引发的认识与思考

在1973年至2003年这30年的测量实验研究中,通过对健康的运动员训练前后等的观察研究发现,人体的饮食起居等因素时时刻刻对经络产生影响,通过检测经络对人体穴位和经络有了不一样的认识。

2.1 人体的穴位特点

2.1.1 穴位的生物电特性

①研究团队通过对经络穴位的测量发现,在体表人体穴位的电阻相对比较低。手腕、足踝部位的穴位低电阻的范围即穴

位的直径为 2.5mm ~ 3.8mm。每个穴位与非穴位之间的电阻值相差 1~3 个数量级，越靠近穴位中心点电阻越低。

②人体体表电阻值处于不断变化中，电阻值大小受人体状态的影响。当人在运动后、情绪激动时、疼痛、发烧，或者身体有急性炎症时、或温度过高皮肤出汗时，穴位电阻值会下降，穴位的大小直径也略有扩大。反之当人处于疲劳、情绪消沉、困倦、环境温度过低、体力消耗很大，而能量补充不足或不及时、低血糖、久病虚弱时，穴位的电阻值会升高，甚至穴位直径也会缩小。

③体表的低电阻点现象不仅人和动物有，植物也有。植物体表电阻比较大，约大于人体的量程 1~3 个数量级，所以植物应该也是有穴位的，这个论点其他研究学者也有发现证实[5]。

2.1.2 穴位压力感特性

通过经络检测可以观察到穴位与非穴位的差异。"穴位"比非穴位要敏感。同等力量按压和点揉穴位，穴位的酸胀痛麻感更明显。推测穴位范围下的细胞比较活跃，应激水平高，新陈代谢水平也高，可能含水量也高，因此受到挤压时会有胀酸的感觉。

经络检测带来的对经络穴位的认识，检索资料发现有研究者对经络穴位也有相同的认识[6]即穴位与非穴位在生理与病理情况下其 pH 酸碱度有差异（$P < 0.05$）。

以上穴位的特异性是我们在经络测量研究发现的，随着人们对经络穴位的研究，越来越多的穴位特性被发现，比如穴位的温度比非穴位温度高[7]，穴位具有光的特点[8-9]，并应用彩光通过经络穴位治疗疾病。

2.2 人体穴位的作用

人体穴位就像是生物体体表的一个个"窗口"，我们可以向这些"窗口"输入调整生物体状态的信息如针刺与艾灸，通过对穴位能量信息的调整身体便产生相应的改变，经络测量让我们对穴位的作用有了新的认识与思考。

2.2.1 调整身体由过亢的兴奋状态转平和态即"实则泻之"

通过经络测量发现实像的经脉，通过泻实手法调整经脉，患者的过亢症状便消失。如肺癌术后接受化疗的病人出现咯血，经络检测发现患者肺经实热像，针灸师根据测量结果选择清泻肺热的穴位，患者针后一天之内停止了咯血。

2.2.2 调整身体由虚弱的抑制的状态转平和态即"虚则补之"

通过经络测量发现患者发生虚证的经脉，通过治疗可以达到补虚的作用。佛山市中医院黄建业主任曾接诊 1 名膝冷患者，根据患者的症舌脉黄主任给予患者补肾方案认真调治了二个多小时无效。之后进行经络检测发现患者的肝经数值严重失调，重新调整治疗方案，针对肝经进行选穴治疗，病人在行针1~2分钟后，大呼"暖气直透足底了!"膝冷症状随之消失。

由此可以了解人体穴位对人体有双向的调节作用，当人体处于虚或实的状态通过一定的穴位调整可以让人体趋向于平和。同时经络检测也提示我们正确的选经选穴也非常重要。针灸的疗效除了与针灸医师的手法有关，还与医师对病者的经络状态了解程度有关，如此才能达到正确的"扰动补偿"目的。否则就会犯虚虚实实的临床大忌，经络检测量可以帮助医生提高诊断的正确率，提高针灸疗效。

2.3 "阿是穴"与十二正经奇经八脉穴位的作用

针灸临床常用到"阿是穴"，往往疗效甚佳。阿是穴由医师对患者进行触诊过程中，根据患者发出"阿!……是（这处痛了)"的呼喊作为对医师触诊的应答当场确定的穴位，由此而命名。我们测量这些"穴位"，发现这些阿是穴的电阻值也是处于较低的状态，低的程度与病情相关。病情严重该穴的压痛程度变高即敏感度变高，电阻值变低；反之病情减轻或好转，该穴的电阻值与其周围的非穴位电阻值的差距变小。病愈后，该阿是穴会消失，相应的电阻变低现象也会消失。

"阿是穴"在针灸临床上非常常见，通过经络检测我们推测：穴位是细胞改变其含水量为主的代谢状态，细胞的含水量增加提高了其导电率。人体的每个细胞都可以用改变其含水量和调节离子浓度来参与组成临时的"穴位"，正所谓"人身寸寸皆是穴"。

"阿是穴"多在急性伤病时出现，有点像发生灾难时，社会的管理者会在有利位置设立 1 个或多个临时急救站，负责运输人员、物资、也负责处理现场伤员或有害物质，当灾难过去了这些急救站自然就要撤销。

我们已知的全身十二正经与奇经八脉的穴位，无论身体正常与否这些穴位都是呈现的低电阻状态，按系统科学[10]的理论推理这些经络的穴位，就像是一个社会的常设管理机构，如果没有这些机构维持社会运转，社会秩序就会大乱。身体的正常运转也是如是，如果经络穴位出现无序化，人肉体的机能会有障碍，直至引起恶性疾病甚则死亡。

经络穴位是所有生物体维持生命状态的信息网络，当生物体死了经络现象也会消失，这也是通过解剖不能找到经络的原因之一。

2.4 穴位低电阻特性消失的意义

1996 年偶然观察到一例肝癌患者在死亡前一月余，其原穴的低电阻现象突然消失。这个患者此前多次测量均能正确表达穴位的电阻值，所测得的数据符合我们检测所获得的癌症"经络模型"的特征。某天突然所有十二经的原穴上表现经络淤塞的高值，反复检测没有改变，跟踪检测直到1个月后患者死亡。因此提示我们穴位能量代谢消失在生命完全消失前已经开始改变。

2.5 人体经络是生物体体表的低电阻点的连线

生物体体表的低电阻点用笔描记出来后，发现它们有序地排列成若干条线，这些线大多与生物体长轴线分布走向一致，这就是"经络线"[11-12]。人体体表有手足十二经、任督冲带、阴阳跷、阴阳维等主要的经络线。分别与全身的脏腑（含奇恒之腑）等重要器官相联系。祝总骧[13]等学者在植物体体表测量到的穴位和"经络线"也与植物个体的生长长轴线方向一致的。

2.6 经络的实质是什么

2003年诺贝尔化学奖的两项成果[14]启发了我们研究团队关于经络微观研究的新思路。

2.6.1 美国科学家 Peter Algre 发现一种被命名为 aquaporin－1 的蛋白质，这种蛋白质是细胞膜吸收和释放水的通道。这种蛋白质不仅在人和动物身上存在，植物的细胞也同样存在。这是生物细胞调节自身水液代谢的物质基础（或可称为微观的形态结构）。当细胞含水量高时，其电阻就会变低，反之细胞含水量低时，电阻就变高。经络和穴位的生物物理特性之一，是电阻比周围细胞、组织都相对低。那么只要调节其含水量，就可以使普通细胞变成能够以节省化的（电阻低）方式，传递生物电信息的通道。这个通道就应该是经络仪器检测到的经络，这是否应该是经络的分子层面的"解剖学"物质基础？

2.6.2 美国科学家 Roderick. Mackinnon. 发现了细胞的离子通道（ion channel），现在已发现的离子通道有 20～40 种。每一种离子都有专用通道。它们是细胞调节细胞内、外离子浓度差的微观机制。细胞必须保持与外界合理的离子浓度差，才能维持细胞正常功能。这也是保持细胞导电率的另一个重要条件。当细胞经过消耗后，能量补充不及，其电阻会变大。究其原因，是否应该是由于细胞内外各种离子浓度不能保持正常浓度差，细胞的生活环境有序程度变差所致。通过经络检测发现人在疲劳时穴位的电阻会变大，电阻变大本身就是一种信息，它会促使能量物质加速补充，从这个层面理解是否可以把经络作为生物进行新陈代谢调节的信息通道？

2003 年诺贝尔化学奖的两项成果，都是关于细胞如何通过细胞膜进行水代谢与离子代谢的新发现。若能在这两项研究成果基础上，进一步搞清楚，细胞是受什么因素决定吸收水或释放水的？以及是什么因素决定如何调节离子浓度的？是否就可以揭开经络系统低电阻网络形成的原因或形成的机制了？

3. 经络可以测量的原理

用解剖方法，找不到经络的形态结构，那么经络是一种怎样的存在呢？

20 世纪 80 年代祝总骧[13]等学者进行了卓有成效的经络现象生物物理实验，用大量实验事实证明了经络现象的客观性。

我们对于经络（穴位）的低电阻现象的研究与思考认为，经络的本质就是所有生物体内的每个细胞进行新陈代谢调节的现象，是水代谢和离子代谢的调节。生物体结构有简单有复杂，为了使生物（系统）的新陈代谢状态与环境变化相适应，也为了其内部各子系统之间的新陈代谢水平能共济协调，以保证实现系统"整体最佳"，必须有一个新陈代谢变化的信息的传递网络。这个网络所依赖的信息传递机制，应该是依据简单的原理执行的，而且是一种耗能比较节省化的信息通道。因此推论：细胞含水量和离子浓度的改变，引起细胞导电率的改变，形成了相对低电阻的网络，这个网络系统是否就是对经络系统最简单也最合理的解释。

　　水既是最简单的分子，也是生物生存的最基本的物质。大量实验证明了当生物细胞群电阻值相对于其周围的环境为低的时候，它们的新陈代谢水平就升高。根据实验结果推测：细胞在高代谢率状态下，细胞吸收水慢于排出水的速度。这样细胞比环境含水量高（因而电阻相对低）的状态会逐渐降下来，引起细胞由高代谢状态也逐渐降低下来。这种细胞含水量的"涨落"伴随着它的电阻水平的"落涨"，通过经络网络系统把生物电变化的信息，传递交换，实现对全身的新陈代谢水平的"涨落"调节。这种电阻比值的变化可被我们测量到，就成了我们通过不同穴位，测知身体各子系统新陈代谢水平动态变化的工作原理。

第二章　经络单穴测量

1. 应用单穴逐个测量法分析观察

　　自 1973 年开始测量经络，应用的是广东体育科学研究所曾鼎熹工程师研制的"经络知热感测量仪"和"经络全息诊断系统"进行运动员的比赛前后和训练前后的经络测量，采用的是单穴逐个测量读取瞬间电阻值的方式。应用这个方法测量经络的研究一直持续到 1991 年，积累了 18 年的实验数据。当时测量经络的主要目的是帮助运动员恢复体能，测量的运动员项目有游泳、击剑、划船、网球、羽毛球、乒乓球、水球(守门员、前锋、后卫)、射击、射箭、体操、跳水、花样游泳、撑竿跳高、举重、柔道、摔跤等。部分实验的统计数据如下：

　　数据图标说明：坐标 0 为起止点，正数向上为实证，负数向下为虚证。实证是代表身体代谢物质的堆积，虚像是表明身体能量不足。接近 0 位是能量没有虚实变化，能量平衡。

表2　1988 年中国游泳队进行备战汉城（现首尔）奥运的高原集训训练后数据

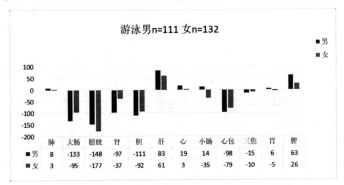

表3　1991 年全国击剑比赛级别的训练后数据

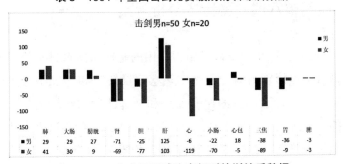

表4　1991 年全国网球比赛级别的训练后数据

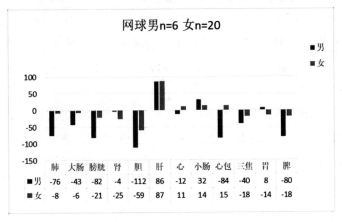

通过检测发现不同训练项目对运动员的经络影响是不同的，以上三种运动不论男女肝的正值都高，以击剑运动最为突出如表3所示，运动员肝（阴木）的能量兴奋且有能力，可以解读为主要供给能量进行比赛的经脉。由此是否可以理解所有竞技运动都是依靠肝脉的兴奋而决定胜负？从上图可以看出越是对抗激烈的，肝变化越明显，三项比赛对抗程度依次为：击剑、网球、游泳。击剑是直接用器械攻击对方身体，网球双方有网隔离，游泳基本上没有两人对抗，只是比赛速度。

在击剑运动中无论男女肾的能量都被过耗，比赛后都显示能量不足。而对于女运动员的胆木（阳木）、心、小肠、三焦都是能量虚损，心阳极虚，胆主决断，三焦与小肠除属火外其经脉循行在肩背部，可能与击剑运动的主要运动肌群有关系。但男女的差异说明击剑这种运动对于女运动员的消耗大于男运动员。

游泳对运动员的影响主要是阳明大肠、肾、膀胱、胆、心包，有趣的是游泳对男人的肾影响大于女人，而膀胱经脉则是女人大于男人。

网球运动的数据男女人数不对等，从表4可以看出，除了肝的兴奋之外，男女双方胆木都是虚损不足，男运动员的肺、脾、膀胱、心包也都显示明显的虚像，是否可以理解网球运动对男运动员的影响大于女运动员？

以上测试结果提示了各运动项目对于人体的经络影响是有差异的，特别提示了有些运动男女也是不同的，都有一定的规律可以探讨。

2. 应用单穴逐个测量法分析智障儿童的实验

辅助运动员训练、比赛的经络检测工作做了 18 年，主要目的是帮助教练做好适合运动员的训练方案。在这个过程发现运动员如果出现上火症状如便秘、咽痛、发烧等在右侧经络检测数据有表达，而左侧经络则没有如此表现，自此开始关注人体左右两侧经脉的差异。

在 1992 年对智障儿童与正常儿童做了经络测量的对比研究。

具体时间：1992 年 11 月 16 日—11 月 19 日与 1992 年 12 月 1 日—12 月 3 日，前后共用了 7 天时间。

观察对象：广州东山区启智学校三、四年级的智障儿童。

广州东山区珠光路小学三、四年级的正常儿童。

检测工具：经络全息诊断系统

表5 智障儿童与普通儿童经络检测数据

分组	性别	例数	平均年龄	虚实	肺		大肠		膀胱		肾		胆		肝	
					右	左	右	左	右	左	右	左	右	左	右	左
智障组	男	21	11.5	实	4.7	0	4.7	14	24	9.5	0	0	0	0	9.5	14
				虚	9.5	4.7	4.7	0	4.7	9.5	43	50	0	14	0	0
	女	18	12.5	实	0	17	0	0	17	0	0	0	0	0	5.5	5.5
				虚	11	0	0	0	0	5.5	39	33	0	0	5.5	5.5
普通组	男	31	9.5	实	0	6.4	3.2	0	9.6	13	3.2	0	0	3.2	3.2	3.2
				虚	0	0	6.4	0	13	3.2	6.4	3.2	9.6	6.4	0	0
	女	27	9.5	实	3.7	15	0	0	7.4	3.7	0	0	3.7	0	3.7	0
				虚	0	7.4	0	15	3.7	0	11	7.4	11	3.7	0	0

表6　智障儿童与普通儿童经络检测数据2

分组	性别	例数	平均年龄	虚实	心右	心左	小肠右	小肠左	心包右	心包左	三焦右	三焦左	胃右	胃左	脾右	脾左
智障组	男	21	11.5	实	0	0	0	0	0	9.5	4.7	0	19	14	4.7	4.7
				虚	50	9.5	4.7	4.7	9.5	0	9.5	9.5	9.5	9.5	33	9.5
	女	18	12.5	实	0	5.5	0	11	0	11	0	11	11	0	0	0
				虚	33	11	0	11	17	0	17	11	0	0	17	11
普通组	男	31	9.5	实	0	3.2	0	0	0	3.2	0	0	0	3.2	0	3.2
				虚	0	0	0	0	9.6	0	9.6	6.4	3.2	3.2	17	6.4
	女	27	9.5	实	0	0	3.7	3.7	0	0	0	0	0	0	3.7	0
				虚	15	0	0	3.7	3.7	7.4	3.7	0	0	3.7	3.7	3.7

　　智障组儿童无论男女失衡率最高的是少阴肾（右、左）少阴心（右）太阴脾（右、左）且都是虚像。而普通组儿童未见这三条经络的异常。中医理论认为肾为人体先天之本，脾为人体后天之本，人体的生长发育与少阴肾太阴脾的能量密切相关，这个测试结果提示，智障儿童与脾肾的能量虚损密切相关，治疗过程一定要重视脾肾。男女智障儿童的右侧少阴心呈虚像，中医认为"心为君主""心主神明"，心的状态与人的心智密切相关，检测结果提示智障儿童少阴心虚衰影响了大脑的发育。智障女儿童的厥阴心包与少阳三焦也表达的右侧能量的不足，而男性智障儿童未发现这两条经脉的异常，提示厥阴心包与少阳三焦与智障女儿童的关系。

　　从这个对比实验发现智障儿童经络异常率明显高于正常儿童。正常儿童仅见于女性的太阴肺与阳明大肠、少阴心的异常超过半数，而这个异常也与当时天气变化有关系。1992年12月2日广州地区值寒流侵袭，气温骤降，当时正在测量最后一组普通女儿童组，当时有多人咳嗽感冒。智障组全部与正常男

13

性儿童组在 12 月 2 号之前结束检测，而且检测时无人有咳嗽等症状。因此认为正常女性儿童的肺与大肠异常与外感有关。

这个实验发现人体左右经脉或者穴位存在差异。原来只关注某条经脉或者某个穴位的虚实异常，从这个实验开始关注到同名经脉或穴位左右的差异，与患者临床疾病或者症状相结合发现人体左侧经脉的虚实与右侧经脉的虚实代表的临床意义不同，左侧经脉代表人体阴性能量的虚实，右侧经脉代表人体阳性能量的虚实。

通过这个实验让经络测量研究者再次惊叹被测量的人体经络异常与正常的结论与人体各种疾病与症状的神奇相应，通过经络测量对人体的认识又打开了一个窗口，这种不断研究带来的新的发现是经络测量研究者继续深入研究的原动力。

第三章　经络检测的创新

1. 单点经络检测仪存在的问题

　　单点经络检测仪是单穴逐个测量方法，每次检测一个穴，读取一个瞬间电阻值，属于非动态检测方式。

　　实验中发现穴位电阻值是一个连续变量，它随人的状态的变化而变化。若只读取一个瞬间值，对人体的解读只是瞬间的数据，如果反复检测一个穴位电阻值会有不稳定问题。

　　若进行连续测量获取数据，每穴的测量时间就会大大延长。由于电极长时间通电流，电极接触的皮肤点或穴位点会出现皮肤细胞内离子分布极化继而渗出组织液，这样局部皮肤变化影响检测数据。针对这个问题研究团队的曾鼎熹工程师对仪器进行了改进，应用了检测电路无极化技术，将电子元件进行了升级换代，克服了皮肤极化的问题。如此的技术改进获取了检测数据的稳定性，但单点逐个检测的方式，依旧是不能同时观察到手足十二经及奇经八脉的经络数据。

2. 48 穴经络检测仪的研发

由于单点经络检测仪存在的问题，在 1992 年李老学习了系统科学理论[10]。根据系统论的整体性原则、联系性原则、有序性原则、动态性原则，李老萌生了多穴同步检测的念头。同时曾鼎熹工程师研发的穴位检测电路无极化技术也趋向成熟，该技术为实现多穴同步长时间检测成为可能。

2.1 48 穴经络检测仪的数据处理思路

在 20 世纪 70 年代左右，国内、外对人体进行经络检测反映人体功能变化的研究，所用的数据都是直接读取的皮肤电阻值[11-12]。

许多研究者[15-17]都认为穴位电阻与人体功能状态之间与疾病之间有着密切的关系，测量穴位电阻研究成为认识人体经络的方式之一。随着研究的深入发现穴位电阻值是一个不稳定的连续变量，它同时受许多因素干扰[18-19]。

为解决穴位电阻的稳定问题，仪器研发团队经过大量实验与思考，提出解决穴位电阻抗干扰的数学处理思路，这个思路的建立经过了十年多的摸索、验证、修改，这套数据处理原则大致原理如下：

设有若干人同乘一船，船在水中会随波浪与水位的涨落而起伏，这种起伏是因环境改变而改变的，而船上的乘客（相当于各个经脉系统）也会随着船的波动而起伏变化。用人体身高代表各条经脉状态信息为例，要得到反映各条经脉的状态的变化信息，我们就不应该以河床为水平起点去测量每个人的身高起伏变化，而是应以船甲板为起点去测量每个人身高的变化，这样就可以得到"滤去"环境干扰的信息。

2.2 48 穴经络检测仪的数据模型建立

抗干扰的问题解决后，数据处理的工作重点集中在如何模拟中医诊断的辨证思路，解读测量数据，使之成为可以反映人的系统（新陈代谢）状态的有序信息。

系统论思想是研究团队研发仪器的指导思想因此仪器检测的数据提取一定要符合系统论的思想即整体性原则、联系性原则、有序性原则、动态性原则。

2.2.1 选择测量的穴位体现整体性原则与联系性原则

体表穴位是生命系统与外环境交流信息的"窗口"。

根据中医经络学理论，人体有十二正经（左右对称共24条）分别与十二脏、腑相联系。为了获得十二脏、腑（全身最主要的两级子系统）的信息，选择分别属于十二正经的24个原穴穴位，这是纵向选穴体现整体性原则。

十二正经分布在肘，膝关节以下的一些穴位（五输穴），能突出地体现经络系统横向的层次性。经络学给这些在临床诊断与治疗意义等价的穴位，起了相同的名字。其中在指（趾）甲角旁的叫井穴，在腕（踝）部位的叫原穴（阴经则以输穴代原穴）。井穴（共24个）原穴（24个）共48个穴，这两组穴位，与脏、腑联系最密切。从同名穴采集的数据在诊断意义上是等价的，把每一人次测量所得的24组连续变量，放在一个平台上进行比较和加工处理，可以得到反映十二脏腑与十二经络之间关系的信息。

选择测量穴位体现了人体的纵、横的整体性与联系性，从这些穴位采集到的数据，组成了"经络系统状态数学模型"的纵横坐标值。

17

2.2.2 检测的数据体现中医的基本辨证思维

我们研发的"经络系统状态的数学模型"模拟了中医辨证的三种辨证方法。

八纲辨证：阴阳、虚实、寒热、表里是中医判断人体能量状态的基本方法，通过经络检测可以用量化方式表达这八大能量值，能够去判断人体有多大程度的偏胜。

脏腑辨证：通过量化及图像方式辨别五脏六腑的阴阳、虚实、寒热有多大程度的偏胜，体现脏腑辨证方法。

经络辨证：进一步可以量化分析经络的表里、阴阳、寒热、虚实，辨别每条经络的失衡程度，体现经络辨证。

第四章 案例

以下是临床应用李以坚 48 穴经络诊察仪所检测的临床实际案例，通过案例解读理解疾病与经络的关系。

1. 经络测量操作方法

1.1 取穴

以人体双上下肢的十二经脉井穴 24 穴、原穴 24 穴为主。

井穴：双手足指（趾）指甲根旁，代表手足太阴肺、脾，手足厥阴心包、肝，手足少阴心、肾，手足少阳三焦、胆，手足阳明大肠、胃，手足太阳小肠、膀胱；以及代表风、神、上下肢能量的穴位 24 个。

原穴：双手足太阴太渊、太白，双手足厥阴大陵、太冲，双手足少阴神门、太溪，双手足少阳阳池、丘墟，双手足阳明合谷、冲阳，双手足太阳腕骨、京骨。分别代表五脏六腑十二经脉的能量。

1.2 操作方法

将带有导电糊的一次性电极片贴到大椎穴，然后让受试者仰卧位，放松身体。按照手足井原穴顺序将每个金属电极片

（耳挖勺状，直径2mm）用透气皮肤胶带（2cm×1cm）固定在穴位上，将各电极片通过导线连通经络检测仪，采集并保存数据。

1.3 注意事项

①检测环境安静，温度保持恒定温暖。

②受试者情绪稳定放松，受试者皮肤保持正常湿度，太过干燥与汗出过多都会影响结果。

③所用穴位电极片为金属耳挖勺形状，测试时需要将电极片与穴位密切链接。

④所用仪器为80个穴位同时进行检测，测试之前要检测获取数据以观察各穴位电极连接程度，若有脱落等数据会有明显异常。

2. 经络测量数据解读

通过经络测试后所获取手足十二经及奇经八脉等能量数据。每条经络或脏腑有一个小坐标，每一个小坐标包括左右手足检测的数值，这个数值反映了某个经络脏腑的阴阳、虚实、寒热状态。

小坐标左右表示阴阳的含义。

2.1 阴阳

研发团队借助经络检测发现中医阴阳的概念是自然界客观存在的现象，不是所谓的哲学概念。我们研发团队初始人员主要是体育科研人员，研发经络测量工具的初衷，是为了寻找客观定量评定运动员的疲劳与兴奋程度的检测手段，以达到提高训练效果的目的。开始时对阴阳的认识以为它们只是哲学概念，随着研究的逐渐深入，注意到左右两侧对称的一对原穴，出现数据失衡时，左穴与该脏（或腑）的"阴"相关性很高，而右穴则与其"阳"相关性很高。例如：心左穴数值变大，而右穴数值变小时，会出现入睡困难、眠浅易醒、早醒、多梦等心阴虚的症状。又例如肾右穴出现检测数值变大时，往往会出现畏寒、腰膝冷等肾阳虚的症状，基于大量实验数据建立了左右阴阳的规律提示。

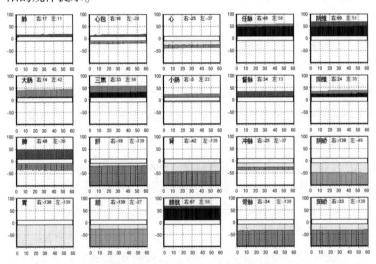

图1 十二脏腑经络系统状态图

这个实验结果也让我们再次震惊《内经》的智慧。《素问·阴阳应象大论篇》："天地者，万物之上下也；阴阳者，血气之男女也；左右者，阴阳之道路也；水火者，阴阳之征兆也。""天不足西北，故西北方阴也，而人右耳目不如左明也。地不满东南，故东南方阳也，而人左手足不如右强也。"《内经》有关左右阴阳理论用在人身体的左右同样被我们经络检测所验证。为什么是左为阴、右为阳而不是相反呢?《内经》理论提出

"天人合一"的概念,从我们人类居住的地球看太阳每天从东方升起从西方落下,周而复始没有改变。我们浴缸中的大量的水从漏孔流走时,形成的旋转的水流,在没有其他力量干扰的条件下,位于北半球的浴缸里的水,流出永远是顺时针方向旋转的,南半球的则相反水流是逆时针旋转。这众多自然现象与我们居住的地球自转的应力有关,地球是个大磁场,地心引力作用于南北半球时的方向是相反的。因此我们理解所有的生物体包括人体体内含有的大量水物质也在不停地随着地球的转动而产生变化,这个变化《内经》称为阴阳气的升降出入,古人用阴阳的概念去描述,并且发现了左右的运行规律。因此我们在经络测量结果的解读时把左侧穴位看成是反映阴的信息"窗口";把右侧穴位看成是反映阳的信息"窗口"。

2.2 虚实

小坐标中的正与负代表虚实含义,正值代表实像,负值代表虚像。左侧正值代表阴实用绿色表达,左侧负值代表阴虚用粉色表达;右侧正值代表阳实用红色表达,右侧负值代表阳虚用蓝色表达。

人体在能量消耗引起疲劳时,穴位电阻会变大,反映出功能下降和物质不足。若是由于运动与劳动而造成的消耗,则经过休息与合理补充后,会恢复正常,若是由于疾病造成的只是靠休息,就不一定能完全恢复。不论是什么原因造成的,只要穴位测得的电阻大大超过了(由反复实验结果观察设定的)一个阈值就被评价为发生了"虚"的状态。相反人在亢奋或物质堆积时,穴位电阻会变小,超过了阈值时,就被评价为发生"实"的状态。所以虚实状态的评定边界具有模糊性。

我们团队大量的实验数据显示数值落在 ±5 或 ±10 的范围

内，就可判读为在检测时段内，该穴位所相关的脏腑经络的状态稳定没有虚实的失衡。

2.3 寒热

获得了阴阳虚实的数值，通过颜色就能判定寒热。绿色代表实寒，红色代表实热，粉色代表虚热，蓝色代表虚寒，黑色代表阴盛阳亢，黄色代表阴阳俱虚。

表7 48穴经络检测仪测量数据解读一

左与右	临床意义		
	虚与实	寒	热
右	实		阳亢，实热，气盛气旺、热盛
	虚	阳虚，虚寒，气虚、畏寒	
左	实	阴盛，实寒，湿痰、血瘀阻、寒瘤	
	虚		阴虚，虚热，津液，血不足，五心烦热
左右同时	实	无寒热偏性，阴阳俱盛、有湿痰瘀热共存之像	
	虚	无寒热偏性，阴阳俱虚、阴阳俱损之像	

表8 48穴经络检测仪测量数据解读二

类别	右（阳）	左（阴）
+5以上	能量代谢水平↑（红色）	物质代谢产物↑（绿色）
生理性改变	功能变化：体温↑、频率↑、力量↑	物质变化：浓度↑
病理性改变	功能过亢：发烧、发炎、疼痛、呕吐、压力↑、频率↑、等	代谢物堆积：水肿、痰、饮瘀阻、血液黏稠、细胞组织变性、增生息肉、癥瘕寒瘤、等
中医辨证	阳亢、实热、气滞（红色）	阴盛、实寒、瘀阻（绿色）
−5以下	能量代谢水平↓（浅蓝色）	物质代谢不足（浅红色）

类别	右（阳）	左（阴）
生理性改变	功能变化：疲劳、体温↓、力量↓	物质变化：浓度↓。例如：汗出过多、血糖水平↓
病理性改变	功能衰弱：体温↓（畏寒）、免疫力↓、（易感染）力量↓、（纳差，胃肠蠕动无力）（阳痿）……	物质变化：贫血、津亏（口干精液少）局部体温比较高（五心烦热）消化液不足（饥不欲食）
中医辨证	阳虚、虚寒、气虚（浅蓝色）	阴虚、虚热、血虚（浅红色）
注：当右、左两（对称位）穴均在 +5 以上时，图色为（黑色）。中医辨证：气滞血瘀、阴盛阳亢 注：当右、左两（对称位）穴均在 -5 以下时，图色为（黄色）。中医辨证：气血两亏、阴虚及阳、阳虚及阴、阴阳俱虚		

3. 经络测量案例分析

3.1 外感

3.1.1 发热

董某，男，36 岁，初诊 2016.9.11。

主诉：发热 1 天。

现病史：昨日受凉后发热（T：37℃），伴咽不适、鼻塞流涕，头痛（后头部为主），口干渴，大便 2 天未行，略汗出。查：口咽后壁滤泡，扁桃体Ⅱ°无脓点。舌淡红，苔薄水滑。脉滑，左寸大，关尺弱。

过去史：体健。

经络诊察：如图 2、图 3。

诊断：发热。

辨证辨经：太阳、少阳、太阴病变。

治则：调畅少阳，解表散寒，健运中焦。

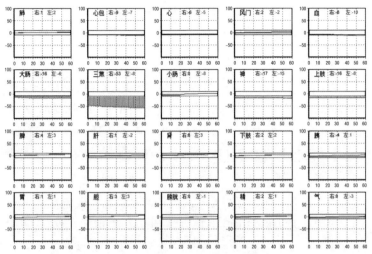

图 2　董某 2016. 9. 11 井穴 Rφ =89

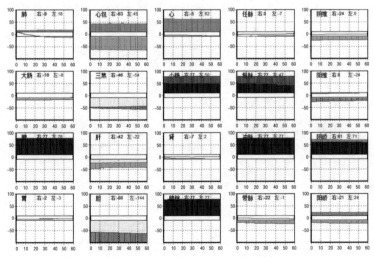

图 3　董某 2016. 9. 11 原穴 Rφ =301

处方：选取小柴胡汤、升降散、半夏散加减。

北柴胡 24g，黄芩 12g，姜半夏 9g，桔梗 10g，桂枝 10g，僵蚕 10g，蝉蜕 5g，生大黄 5g，姜黄 5g，甘草 5g，3 剂，日 1 剂，水煎服。

针灸：双侧风池，左侧的尺泽、鱼际、列缺、阴陵泉，右侧的曲池、内庭、外关、中渚、行间、临泣。提插捻转手法，行针 30 分钟。针刺后全身微微汗出，咽部不适缓解，鼻通畅。

【按语】患者外感 1 天就诊，主要表现为咽不适、鼻塞流涕、头痛，为风邪袭表、卫气被郁、肺失宣肃的表现。用手察经络发现肺经、大小肠经异常。经络诊察发现井穴能量值 $R\phi = 89$，原穴能量 $R\phi = 301$，井原穴能量值差别很大，提示患者表里不畅通，井穴表达少阳三焦虚寒象，原穴足太阴脾偏寒堵塞，少阳三焦与胆均为虚像，手足太阳、督脉寒邪闭阻·化热表现，冲脉、阴跷脉与脾脉相同表现寒郁不畅。综合舌脉症及经络诊察结果，主要考虑患者为少阳虚衰，枢转不利，导致太阳太阴开机障碍，阳明和降不能。左寸脉大，结合经络诊察，提示少阴心火被寒闭阻，心气不能布于表。针灸健运中焦，枢转少阳。结合汤药加强枢转与和降作用。

3.1.2 发热伴腹泻

董某，男，8 岁，初诊 2015.10.18。

主诉：发热伴腹泻 2 天。

现病史：2 天前外感致发热（T38.9℃），服用小儿退烧药后体温 37.6℃，伴腹泻恶心，每天 3 ~ 5 次稀便。无口干苦，晨起少量痰，无咳嗽，手足冷。舌红尖赤苔根白厚腻。

过去史：体健。

经络诊察：如图 4、图 5。

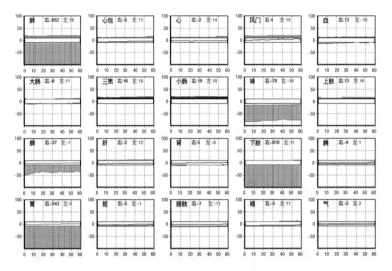

图 4　董某 2015.10.18 井穴 Rφ=85

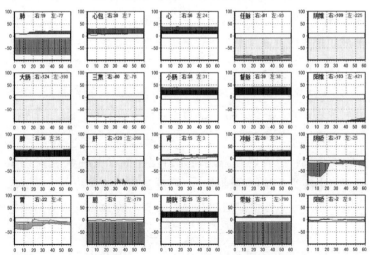

图 5　董某 2015.10.18 原穴 Rφ=110

诊断：发热。

辨证辨经：太阴少阳病变。

27

立法：养太阴，清少阳。

处方：柴芩二陈汤加减。

柴胡 12g，黄芩 5g，陈皮 5g，姜半夏 3g，茯苓 5g，栀子 10g，豆豉 15g，3 剂水煎服，日 1 剂，日 2 次。

针灸取穴：左侧的尺泽、阴陵泉、少海；右侧的阳陵泉、丘墟、曲池、合谷。点刺手法，进针 0.3cm 左右。

【按语】患者以"发热伴恶心、腹泻"就诊，舌红尖赤苔根白厚腻。经络诊察中井原穴能量值相差不大，井穴提示太阴肺脾、足阳明胃虚寒像。原穴提示太阴肺虚热，太阴脾郁热，阳明大肠、厥阴肝与少阳三焦阴阳俱不足，少阳胆虚像明显，综上可以解读患者腹泻（大肠寒）伴有手足冷（肝与少阳无力）；少阴心厥阴心包略有实热（舌尖红）。结合舌脉症判断为太阴少阳病变，予二陈汤健中焦化痰湿，予柴胡、黄芩和解少阳，栀子豆豉清泻少阴。针刺选经取穴加强作用，考虑小儿怕疼，用点刺快针手法。

3.1.3 反复发热

徐某，男，3 岁，初诊 2017.4.16。

主诉：发热 4 天。

现病史：患者妈妈叙述幼儿自出生 8 个月后反复发作发热，感染源为化脓性扁桃体炎，白细胞增高或者检查为衣原体感染，每次发热均应用退烧药及抗生素。发热后有鼻涕出则热退，无鼻涕出则持续高热，最高可达 40℃。近 4 天外感发热咽痛，体温 39℃，血 Wbc 14×10^9/L，CRP60mg/L，无流涕咳嗽，无汗、手足冷，精神差，纳差，大便量少。卧不安，后半夜烦躁易醒。舌暗红苔中间腻；脉滑数。

过去史：平日胆小害怕，黏大人，易烦躁，经常出现眼结膜炎，眼内眦红赤。平日素食为主，较少肉食，大便易完谷不化。

经络诊察：如图6、图7。

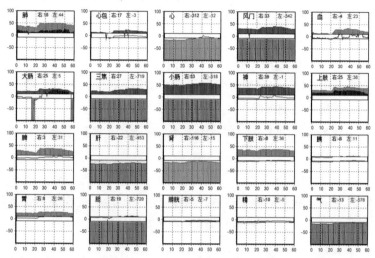

图 6　徐某 2017. 4. 16 井穴 Rφ＝120

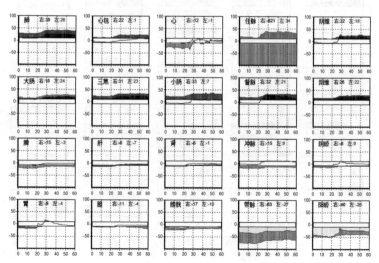

图 7　徐某 2017. 4. 16 原穴 Rφ＝90

辨证辨经：外感风寒，少阳阳明有热。

立法：解表散寒，清解少阳阳明。

处方：麻黄 10g，羌活 10g，生石膏（先下）50g，柴胡 20g，黄芩 10g，金银花 15g，连翘 15g，淡竹叶 10g，牛蒡子 15g，桔梗 10g，桑白皮 10g，玄参 30g，麦冬 15g，砂仁 5g，甘草 5g，1 剂，水煎 400 毫升左右，每次间隔两小时服用 30 毫升，汗出热退则停服。

双料喉风散 1 支，在孩子接受程度下少量喷到咽喉部，每天 2~3 次。

二诊 2017.5.7。

患者上次药后体温正常，现患者有手心热，夜晚眠不安有烦躁，纳不香，二便调。舌尖红苔薄，脉滑数。

经络诊察：如图 8、图 9。

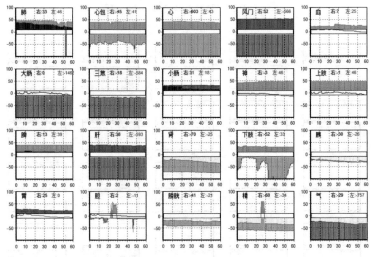

图 8　徐某 2017.5.7 井穴 Rφ=61

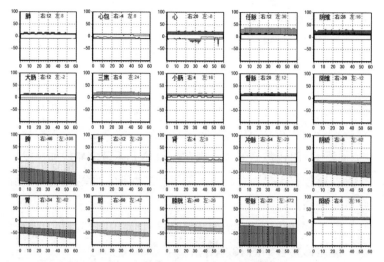

图9 徐某 2017.5.7 原穴 Rφ=25

辨证辨经：外感后少阳三焦、肝阴虚不足

立法：清热养阴

处方：柴胡 5g，黄芩 3g，双花 3g，连翘 3g，芦根 5g，竹叶 3g，荆芥穗 3g，牛蒡子 5g，公英 3g，通草 3g，生地 10g，生草 3g，7 剂，日 1 剂，日 2 次，每次 30 毫升左右。

【按语】患儿以"反复发热"就诊，经络诊察提示阳明大肠、少阳三焦有热象，肺经原穴有热，井穴有寒。结合舌脉症治以麻杏石甘汤加减清解肺卫以解高热。患儿兼有少阳热用柴胡黄芩清解，患儿井穴代表表证的风门穴检测明显的阴虚有热，加用银翘散清解。患儿反复扁桃体病变，肝胆、三焦、小肠、气等显示阴精不足，素日烦躁眠不安考虑与此有关，加用玄参、麦冬固护阴精。患儿发病时大肠有热，脾胃偏寒，大便干少，食欲差，治疗上清热泄热之时要固护脾胃加用砂仁芳香醒脾温胃。

3.1.4 过敏性鼻炎

李某，女，39 岁，初诊 2016.1.31。

主诉：鼻炎反复发作 10 年。

现病史：10 年来反复发作鼻痒、喷嚏、流涕（黄绿色），伴头痛、咳嗽、乏力、大便干。三甲医院诊断为过敏性鼻炎伴有鼻窦炎，间断服用抗过敏药氯雷他定、阿奇霉素、头孢地尼等药。中药服用鼻渊舒等。现在症：除上述鼻部症状外伴发口干渴、口苦、手足冷、怕冷。纳可，二便调。舌淡暗苔薄，脉弦滑左关弱。

既往宫外孕术后，余无特殊。

经络诊察：如图 10、图 11。

辨证辨经：寒邪束表，少阳阳明有热。

立法：解表散寒，清解少阳阳明。

处方：葛根 30g，羌活 10g，辛夷 6g，白芷 6g，柴胡 10g，

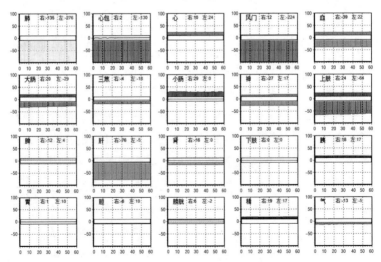

图 10　李某 2016.1.31 井穴 Rφ＝200

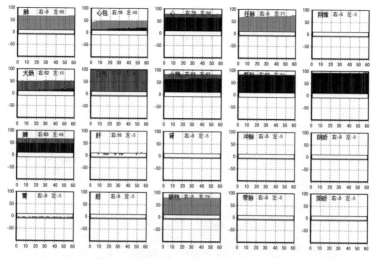

图 11 李某 2016.1.31 原穴 Rφ=1676

黄芩 10g，茯苓 10g，生白术 30g，甘草 3g，7 剂，日 1 剂水煎服，日 2 次。

针灸：大椎（灸）、双肺俞（灸）双风池；左侧的尺泽、列缺；右侧的外关、中渚、曲池。提插捻转手法，行针 30 分钟，每周 1 次。

三诊 2016.3.5

患者诉首次针灸后鼻塞症状即消失，鼻痒消失，流涕症状减轻，夜间有口干，咽仍有不适有痰，特别晨起会排浓痰浓涕。头痛未发，口苦偶有，手足暖，纳可，二便调。舌尖红，苔薄质暗；脉左弦滑，左关弱。

辨证辨经：依前。

立法：依前，加用清解少阴心火。

处方：大椎（灸）、双肺俞（灸）、双风池；左侧的尺泽、列缺、神门、少海；右侧的外关、中渚、曲池。提插捻转手法，行针 30 分钟，每周 1 次。

【按语】患者以过敏性鼻炎十年为主诉就诊，主症为流涕、咳嗽、头痛、乏力、腹胀、大便干、口干苦、怕冷等，舌淡暗苔薄，脉弦滑左关弱。患者虚像明显，结合经络诊察判断太阴肺、太阳膀胱寒邪闭阻，而少阳、阳明有热像，原穴能量值极低，治疗上解表散寒，清解少阳阳明为法，针药并用疗效好。患者年 39 岁，虽然病程 10 年，原穴能量值低，但辨证准确疗效容易获取。

3.1.5 咽炎

3.1.5.1 酒后咽痛。

彭某，男，45 岁，初诊 2017. 1. 14。

主诉：咽痛 1 个月余。

现病史：1 个月前过度饮酒后致咽痛，伴咽部异物感，少量痰色白质稀，容易排出，口干口渴，偶口苦，无胸闷无腹胀，眠差，入睡困难，汗多，时盗汗，时头晕，怕冷，纳可二便调，食冷后腹泻。舌淡红苔白，边齿痕。左脉细弱，右脉软无力。

过去史：少量烟酒史 20 余年，余无特殊。

经络诊察：如图 12、图 13。

诊断：咽炎。

辨证辨经：中焦不运，上焦有热。

立法：健脾化湿，清热利咽。

处方：鱼际、尺泽、三阴交、阴陵泉、神门、少海、太冲，提插捻转手法，行针 30 分钟，每周 1 次。

【按语】患者以"咽痛"为主诉就诊，其发病的诱因是饮酒后，患者有烟酒史。酒食会导致中焦不运化，酒湿下沉，酒热上扰。经络诊察提示原穴的肺、大肠、胃、三焦都是寒化瘀

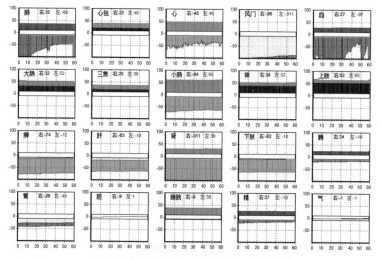

图 12　彭某 2017. 1. 14 井穴 Rφ=256

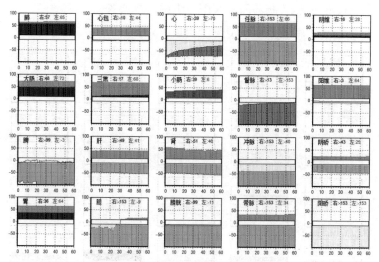

图 13　彭某 2017. 1. 14 原穴 Rφ=456

毒，井穴肺郁而化热，井穴小肠、心寒邪闭阻，原穴小肠有热。结合患者主症与舌脉，在治疗上以健运中焦为主，清解肺与小肠热，小肠热从心降。

3.1.5.2 反复发作咽痛

王某，女，41 岁，初诊 2017.3.19

主诉：咽不利反复发作 3 年。

现病史：患者 3 年来反复发作遇风、冷后咽不利，伴烦躁，胸闷，乏力，手足及双下肢怕冷，易发作双侧太阳穴疼痛以持续胀痛为主，最多持续数小时，眠浅梦多易心悸。纳可，大便干 1 次/2～3 日。舌淡暗苔薄，脉弦。

既往哮喘病史 3 年，余无特殊。

经络诊察：如图 14、图 15。

诊断：咽炎。

辨证辨经：寒邪闭阻太阳，少阴热扰心神。

立法：解表散寒，清解少阴热。

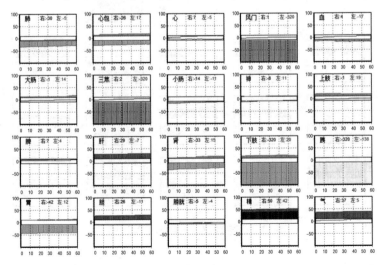

图 14 王某 2017.3.19 井穴 Rφ=250

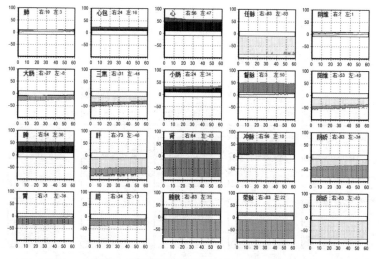

图15 王某 2017. 3. 19 原穴 Rφ = 694

处方：艾灸大椎，针刺双风池。左侧的液门、少海、神门、照海、复溜。右侧的外关、中渚。提插捻转手法，行针30分钟，每周1次。

【按语】患者主诉"咽不利"病史3年，受风寒后发作伴有怕冷、眠差等，从舌脉症及经络诊察提示，井穴少阳三焦、风门提示阴虚失养，原穴督脉及太阳膀胱寒邪闭阻，少阴心肾有热。因此判断病在太阳、少阴，因此选用散寒解表用艾灸大椎为法，针刺少阴及少阳液门养阴生津，选用外关、中渚防止灸热。

3.1.5.3 外感后咽痛

梁某，女，69岁，初诊2018.8.13。

主诉：咽痛近半月。

现病史：半月前受凉后发烧（37.8℃），服用感冒清热冲剂后烧退。3天后出现咽痛咽干，周身不适，略有咳嗽，发作性舌麻，眠少，21：30左右入睡，凌晨2—3点醒后不眠，夜尿3

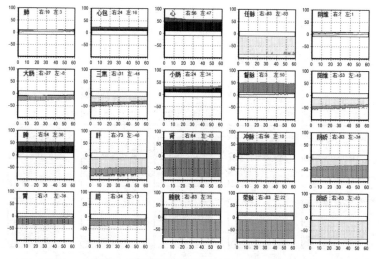 第四章

案例

37

次，纳可，大便调。舌淡红苔白厚腻；右寸滑大关尺弱，左弦。

既往史：子宫下垂史，咳嗽后有尿失禁，余无特殊。

经络诊察：如图16、图17。

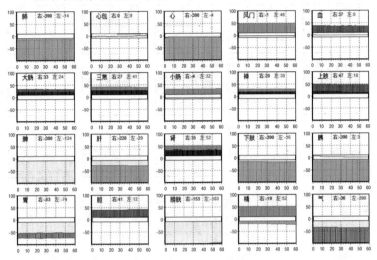

图16 梁某 2018.08.13 井穴 Rφ=210

诊断：咽炎。

辨证辨经：少阳太阴证。

立法：和解少阳，温养太阴。

处方：柴胡10g，黄芩10g，枳实10g，赤芍15g，白芍10g，桔梗20g，麦冬15g，桑白皮15g，桂枝10g，紫菀15g，佩兰15g，生甘草10g，7剂，日1剂，水煎服，日2次。

二诊 2018.9.17。

咽痛咽干明显好转，略有咽不适，口气略重，周身不适消失，胃有胀满感，大便溏泄，日3次，眠仍少，夜尿3次，纳可，口干苦。

舌暗苔白略腻，舌下静脉有瘀曲；右寸滑关弱，左弦滑，

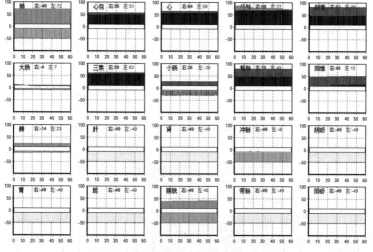

图 17 梁某 2018.08.13 原穴 Rϕ＝938

尺弱。

辨证辨经立法：同前，加强温运中焦。

处方：柴胡 10g，黄芩 10g，枳实 10g，赤芍 15g，白蔻仁 10g，桔梗 15g，陈皮 10g，半夏 10g，党参 10g，茯苓 10g，丹参 15g，生白术 10g，丁香 5g，桑白皮 15g，紫菀 15g，炙甘草 10g，7 剂，日 1 剂，水煎服，日 2 次。

【按语】患者为老年女性，外感后出现咽痛及周身不适，经络诊察提示：井原穴能量差异大，特别是原穴上焦瘀堵，下焦虚损；井原穴均提示太阴肺脾虚像，结合舌脉症提示患者经络内外上下不畅。因此辨证从温养太阴，健运中焦，和解少阳为法，药后上下得通，内外畅达，症状缓解。提示老年患者因为经络不畅，感冒等小疾也会引起生命问题。

3.1.6 喘证

王某，女，74 岁，初诊时间 2016.5.15。

主诉：劳累后气喘 4 年余。

现病史：患者素日劳累后发作喘、短气，时有咳嗽少量痰，不易咳出，冬季症状加重，诊断为慢性喘息性支气管炎。平日易有上火感，气上逆感，口中和，无头晕头痛，纳可，二便调，既往有大便干史，近两年每天晨起饮蜂蜜水后大便正常。舌胖大暗红边齿痕苔根腻，脉沉滑（右 > 左），左寸略浮关尺弱。

过去史：左下肢不适，不能蹲起 1 年余，未诊治，余无特殊。

经络诊察：如图 18、图 19。

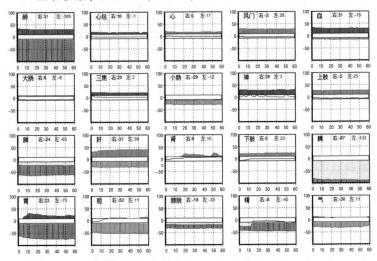

图 18　王某 2016. 5. 15 井穴 Rφ = 275

诊断：喘证。

辨证辨经：太阴阳明病变。

立法：健脾养胃，清肺益气。

针灸：中府、尺泽、太渊、太白、足三里，提插捻转手

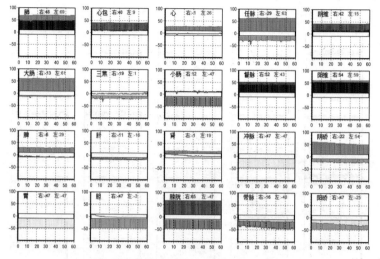

图 19　王某 2016.5.15　原穴 Rφ = 951

法，行针 30 分钟。

处方：生黄芪 10g，生白术 30g，赤芍 30g，柴胡 10g，黄芩 10g，枳壳 10g，桑白皮 15g，甘草 10g，7 剂，水煎服，日 1 剂，日 2 次。

二诊 2016.7.31。

间断服用上方，劳累后气喘缓解，无咳嗽痰，左下肢不适缓解，纳可，二便调。舌暗红，苔白腻；脉弦滑双关弱。

经络诊察：如图 20、图 21。

辨证辨经：心肺寒像，大肠三焦心包热像。

立法：继续健脾益气，温养心肺，清解少阳阳明。

处方：生黄芪 10g，生白术 30g，赤芍 10g，柴胡 10g，黄芩 10g，枳壳 10g，瓜蒌 10g，薤白 10g，甘草 10g，7 剂，水煎服，日 1 剂，日 2 次。

针灸：少海、神门、曲池、合谷、阳池，提插捻转手法，

41

留针 30 分钟。

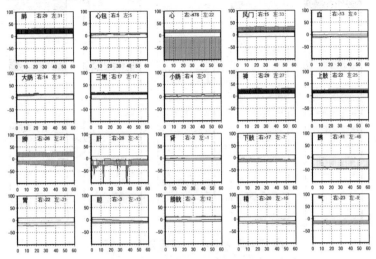

图 20　王某 2016.7.31 井穴 Rφ＝175

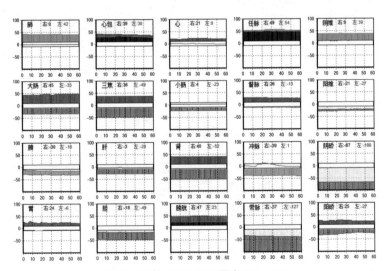

图 21　王某 2016.7.31 原穴 Rφ＝272

【按语】患者以"劳累后气喘"就诊，主要伴随症状是咳嗽，舌脉提示有痰湿内蕴，经络诊察提示原穴能量值很低，提示内藏能量低，尤其是太阴肺经表现为外热内寒且有淤堵的情况，太阴脾阳明胃呈现虚像，少阳三焦、厥阴心包也有热像，因此治疗在健运脾胃加用清解少阳三焦、厥阴心包。二诊患者症状缓解明显，寸脉大消失，治疗有效，经络诊察提示患者太阴经淤堵的情况消失，患者原穴能量值明显提高，除了针药效果与天气转暖有关，提示肺系统患者在秋冬天也要注意保暖。

3.1.7 咳嗽

3.1.7.1 小儿外感咳嗽。

董某，男，4岁，初诊2015.10.25。

主诉：咳嗽2天。

现病史：近两日出现咳嗽，无痰，无发热，伴鼻塞流涕，体力佳，纳好，大便1次/2天，质黏。舌红苔薄腻，脉滑数。

过去史：体健。

经络诊察：如图22、图23。

诊断：咳嗽。

辨证辨经：上焦热盛。

立法：清热止咳。

处方：柴胡10g，黄芩10g，生姜3片，大枣4枚（擘碎）甘草10g，3剂，日1剂，水煎服，日2次。

二诊2015.11.1。

患者上方服用后咳嗽减轻，晨起有鼻塞流涕，少量痰，纳好精神好，体力佳，大便干黏，1次/2天，舌红苔薄白，脉滑略数。

辨证辨经立法：同前。

处方：柴胡5g，黄芩5g，桑叶30g，麦冬5g，杏仁5g，栀子 5g，豆豉 10g，生甘草 5g，3 付，日 1 付，水煎服。

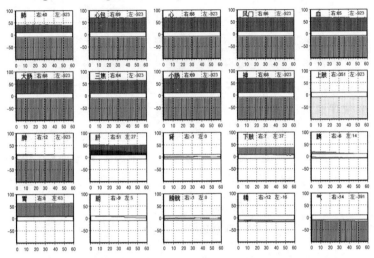

图 22　董某 2015. 10. 25 井穴 Rφ = 95

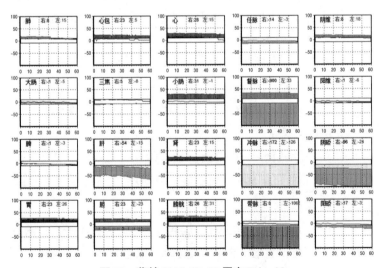

图 23　董某 2015. 10. 25 原穴 Rφ = 39

三诊 2016.7.22。

患儿近两日发现咽不利，咽痒偶见咳嗽无痰，纳可眠可，二便调。追问病史，去年咳嗽药 6 付后症状即消失。舌淡红苔薄白，右脉缓滑，尺脉沉，左脉缓滑尺沉。

经络诊察：如图 24、图 25。

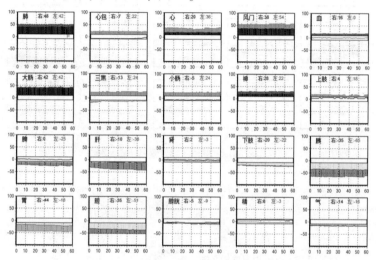

图 24　董某 2016.7.22 井穴 Rφ = 50

辨证辨经：肺与大肠郁热。

立法：清解肺大肠热。

处方：桑叶 15g，炒苦杏仁 5g，浙贝 3g，北沙参 10g，炒栀子 3g，淡豆豉 15g，甘草 3g，7 剂，日 1 剂，水煎服，日 2 次。

【按语】患者症状为"咳嗽"，舌脉呈现里热像，经络诊察在井穴上焦一派阴虚火热像，下焦肝热、脾阴虚与舌脉症相合，患者井穴表现为一派热像，中焦稍有寒，从少阳入手调和，柴胡、黄芩清热，生姜、甘草、大枣健脾养胃。二诊患者

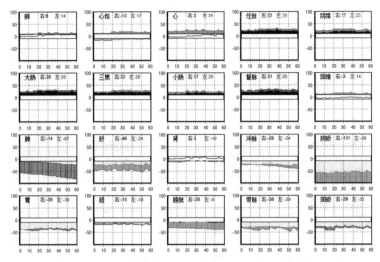

图25　董某2016.7.22原穴 Rφ=36

咳嗽等症减轻，治疗加用桑杏汤。半年后患者因咽不利再诊，复查经络提示肺与大肠有瘀热，中焦脾胃仍表现为虚寒像，治疗清解肺大肠收效。

3.1.7.2 儿童过敏性咳嗽。

黄某，男，9 岁，初诊 2016.5.29。

主诉：咳嗽 2 周。

现病史：患儿近 2 周出现咳嗽，每天在晨起及夜间入睡时咳 1～2 声，无痰，无发热喘息等。眠安，纳差，喜甜食，大便干 1 次／2 日。舌边尖红苔薄，脉滑数。

过去史：体健。

经络诊察：如图26、图27。

诊断：咳嗽。

辨证辨经：中焦脾胃热郁，太阴、厥阴、少阴热像。

立法：清热降火。

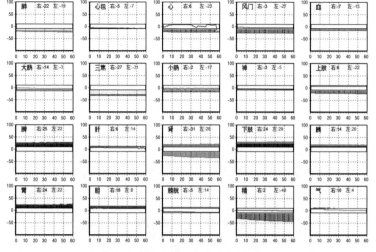

图 26　黄某 2016.5.29 井穴 Rφ=51

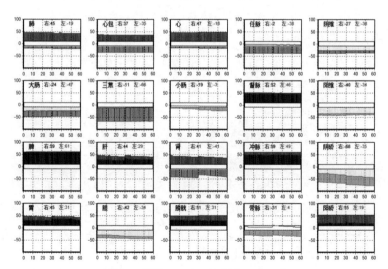

图 27　黄某 2016.5.29 原穴 Rφ=93

处方：升降散加减。蝉蜕 3g，僵蚕 5g，姜黄 3g，大黄

47

5g, 桑白皮 10g, 7 剂, 日 1 剂, 水煎服, 日 2 次。

　　针灸: 尺泽、列缺、鱼际、少海、神门、曲池、内庭、照海。点刺手法, 快进快出。

　　【按语】患者儿以"咳嗽"为主诉, 伴纳差、便干, 脉滑数, 依舌脉症判断为有里实热, 经络诊察见患儿原穴脾胃气机不畅, 升降失调, 手足三阴均有热像, 根据主诉从脾胃入手以升降散恢复。

　　脾升胃降之机, 脾胃气机恢复, 上焦热得除, 症状消失。

3.1.7.3 外感咳嗽。

　　陈某, 女, 39 岁, 初诊 2018.3.25。

　　主诉: 咳嗽 2 周。

　　现病史: 2 周前外感致鼻塞流涕, 咳嗽, 痰黏色黄。初始大便干, 1 次/2~3 天, 服用清热解毒口服液等药现大便 2 次/日, 不成形, 口干口苦, 纳可, 无腹胀, 因服用感冒中成药后胃不适, 眠差梦多。舌边尖红边齿痕苔薄, 脉左弦右滑大。

　　经络诊察: 如图 28、图 29。

　　诊断: 咳嗽。

　　辨证辨经: 心肺有热。

　　立法: 清肺泄心止咳。

　　处方: 麦冬 10g, 桑白皮 15g, 紫菀 15g, 白芷 10g, 生甘草 10g, 竹叶 10g, 姜半夏 10g, 党参 10g, 茯苓 10g, 木瓜 10g, 陈皮 15g, 栀子 10g, 瓜蒌 15g, 牛蒡子 15g, 羌活 15g, 7 剂, 日 1 剂, 水煎服日 2 次。

　　【按语】患者主症咳嗽, 经络诊察提示上焦肺、心包、心热像, 大肠井穴热像原穴寒郁, 胃寒像, 治疗以麦门冬汤(运气方)清心肺热止咳, 加用二陈汤温养脾胃防止麦门冬汤

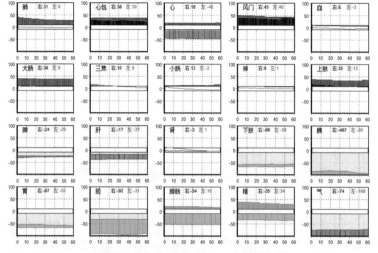

图 28　陈某 2018. 3. 25 井穴 Rφ＝172

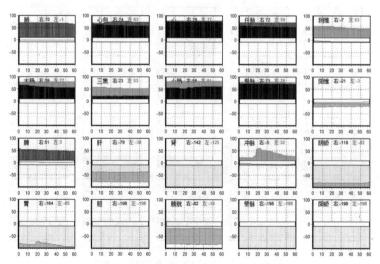

图 29　陈某 2018. 3. 25 原穴 Rφ＝373

对脾胃影响。需要注意患者下焦足经，手足少阳经均为虚像，

49

患者年39岁，原穴经络诊察提示下焦阴阳俱损，上焦寒热瘀堵，提示患者注意运动与饮食起居，情志调节。

3.1.7.4 咳嗽伴喘。

阮某，女，41岁，初诊2019.10.20。

主诉：咳嗽2周。

现病史：患者2周前因为咳嗽服用养阴汤药后咳嗽未见明显缓解，出现痰多色白略黄，不易咳出，喘。无胸闷气短，纳可，二便调，梦多，眠浅易醒。舌淡红苔薄，脉弦滑左脉强于右脉。

过去史：发生过敏性鼻炎5～6年，怀孕时发病，产后症状消失（2016年症状消失），余无殊。

经络诊察：如图30、图31。

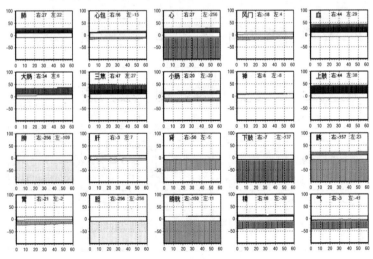

图30 阮某2019.10.20 井穴 Rφ=302

诊断：咳嗽。

辨证辨经：少阳阳明郁热。

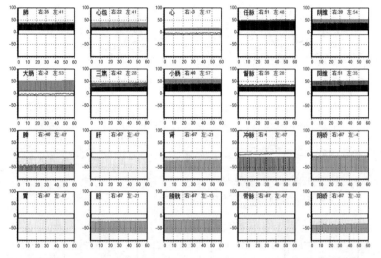

图31　阮某 2019.10.20 原穴 Rφ=792

立法：清解少阳阳明热。

处方：大柴胡汤。北柴胡 24g，黄芩 10g，姜半夏 10g，大黄 5g，枳实 10g，赤芍 10g，生姜 3 片，大枣 3 枚（擘碎），7剂，日 1 剂。水煎服日 2 次。

针灸：风池（双）左侧的尺泽、列缺、鱼际、少海、神门、行间、大陵、照海、三阴交、筑宾。右侧的曲池、外关、临泣。提插捻转手法，行针 30 分钟。

【按语】患者因咳嗽服用养阴药后症状未见好转，经络诊察提示井穴、原穴的能量值相差较大，内外经络畅通较差。患者井穴上焦表现热像，原穴上焦表现寒像；井穴原穴的足经都表现为虚寒像，特别是中焦脾胃虚寒像明显，因此服用养阴药后，一定会加重中下焦虚寒，所以症状未见明显好转。患者井原穴少阳三焦表现郁热，结合舌脉症选用大柴胡汤清解少阳阳明，调畅气机。

3.1.7.5 咳嗽伴咽哑心悸。

胡某，女，71岁，初诊2017.1.18。

主诉：咳嗽3个月余。

现病史：患者近3个月来反复发作咳嗽，伴咽哑心悸，心悸随咳嗽而加重，有痰色白，质黏易出，前额胀痛焦虑，头晕，头目不清以晨起为重，易乏力疲劳。口鼻咽干无口苦，无胸闷胸痛，左耳听力下降，眠多，纳可二便调。舌暗苔根部黄腻，脉沉细软，重按无力。

过去史：直肠癌术后2年。

经络诊察：如图32、图33。

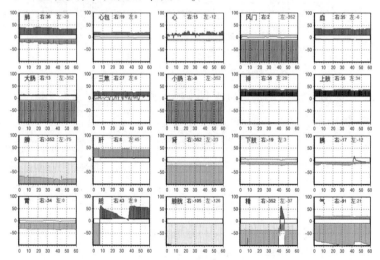

图32 胡某2017.1.18井穴 Rφ=230

诊断：咳嗽。

辨证辨经：脾虚寒不运，肺与大肠寒瘀，三焦热瘀。

立法：健脾养肺，化痰止咳。

处方：太白、三阴交、阴陵泉、内庭、足三里、太渊、孔

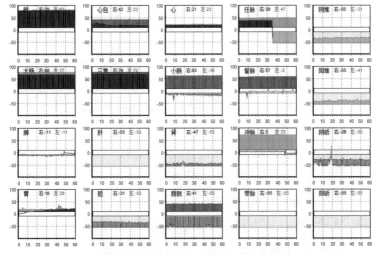

图 33　胡某 2017.1.18 原穴 Rφ＝879

最、合谷、手三里。提插捻转手法，行针 30 分钟。针后左耳
听力好转，小声交流可闻及，头目不清好转。

二诊 2017.1.21。

针后咳嗽症减，遇冷气后咳嗽阵发，仍有咽哑、痒，心
悸、头晕、头目不清、乏力，口咽干，无口苦，纳可，眠多，
10：00pm—6：00am，夜尿 2～3 次，不影响睡眠，纳可大便
可。查胸部 X 片：未发现异常。舌淡暗苔薄，脉沉略滑，双
关弱。

辨证辨经立法：同前。

处方：生黄芪 10g，石斛 10g，黄精 10g，生甘草 10g，7
剂，每天 1 剂，泡水代茶饮。每天练习甩手功，1000 次／天。

针灸：四神冲、双风池、上中下脘、气海、关元（温针
灸）左侧的尺泽、太渊、列缺、鱼际、阴陵泉、三阴交、复
溜、太白。右侧的外关、中渚、曲池、合谷、京骨、阴陵泉。

提插捻转手法，行针 30 分钟。

三诊 2017.2.5。

咳嗽好转，白日多见，遇冷风后发作，夜间安稳，有痰容易咳出。心悸头晕症状消失，仍有口干，双目干，头涨，胃中和，纳可，二便调，夜尿减，体力好转，眠多症多消失。舌淡红苔薄，脉滑略数。

辨证辨经：太阳升发无力，内阴虚有热。

立法：升发太阳养阴清少阳热为法。

处方：葛根 30g，生地 15g，玄参 10g，麦冬 10g，柴胡 10g，黄芩 10g，甘草 10g，7 剂，日 1 剂，水煎服，日 2 次。

针刺取穴同前。

九诊 2017.7.9。

患者间断来诊，咳嗽症状已经逐渐消失，四至六诊基本采用三诊的诊药处方加减。七诊、八诊单纯应用针灸方法。入夏后自觉汗出多，后头部有怕冷，无头晕头痛，眠多易困乏（每天需要 9h 睡眠时间），纳可，二便调，腹中和，手足温，每天坚持用手功。舌淡红苔薄，脉沉滑。

经络诊察：如图 34、图 35。

辨证辨经：本虚标实证，少阳运化不利，下焦肝胆虚像。

立法：滋水涵木，温通阳气。

处方：苁蓉牛膝汤，肉苁蓉 10g，牛膝 15g，木瓜 10g，赤芍 15g，地黄 15g，当归 10g，生甘草 10g，7 剂，日 1 剂，水煎服，日 2 次。

针灸：大椎、双肺俞、关元，三伏贴贴敷，隔日 1 次，每次贴敷时间大于 4 小时。

【按语】患者年过七旬，以"咳嗽"为主诉就诊，症见咳

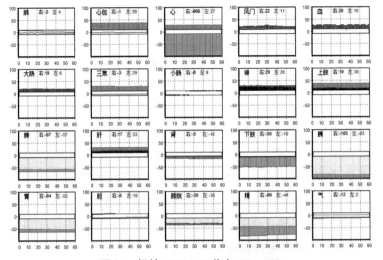

图 34 胡某 2017.7.9 井穴 Rφ=129

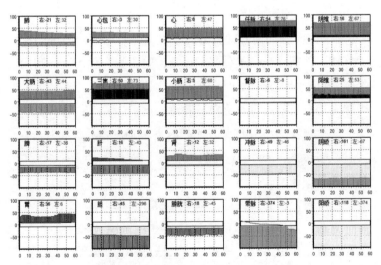

图 35 胡某 2017.7.9 原穴 Rφ=218

嗽伴有痰黏、口鼻咽干、左耳听力下降等经络诊察患者井穴、原穴的能量值相差大，提示脏腑经络内外阻塞，尤其是肺、大肠呈现严重寒瘀、少阳三焦热瘀，结合舌脉症治疗上以健脾养胃化痰，清肺泻热止咳为法清解太阴、阳明郁热，针刺后当下患者症状就有缓解。后面二至八诊继续给予扶正祛邪针药并用方法，二诊给予补益气阴，三诊给予养阴清肺清解少阳三焦，患者主诉咳嗽症状完全消失，九诊再做经络诊察发现井穴、原穴的能量值相差不大，内外经络通畅，肺、大肠寒瘀之像消，患者整个原穴提示上焦寒像，下焦胆木虚像，在夏季在原穴上焦表达的寒像说明患者元阴元阳不足，结合舌脉症给予滋水涵木的苁蓉牛膝汤，并给予三伏贴温补阳气。

3.1.7.6 咳嗽伴咽痒。

舒某，男，36 岁，初诊 2016.8.7。

主诉：咳嗽一个月。

现病史：3 周前外感后出现咳嗽，自行服用止咳中药后自觉好转，伴咽痒，后半夜咳嗽加重，咯少量白色痰液，胸闷憋气感，口干口渴喜饮，时有恶心汗出，纳食可，二便调。舌淡嫩胖大边有齿痕，舌苔薄白，脉沉。

既往史：2015 年因频发早搏行射频消融术后。

经络诊察：如图 36、图 37。

诊断：咳嗽。

辨证辨经：脾虚失运，肺与三焦有热。

立法：温运脾阳，清热止咳。

处方：半夏 15g，桂枝 10g，桔梗 10g，柴胡 10g，黄芩 10g，生草 10g，7 剂，日 1 剂，水煎服，日 2 次。

针灸：火针点刺天突穴。左侧：尺泽、列缺、阴陵泉、太白、照海；右侧：外关、中渚、足临泣。提插捻转手法，留针

30 分钟。

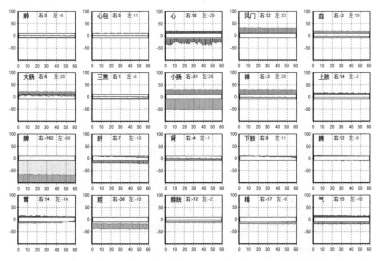

图 36　舒某 2016. 8. 7 井穴 Rφ＝85

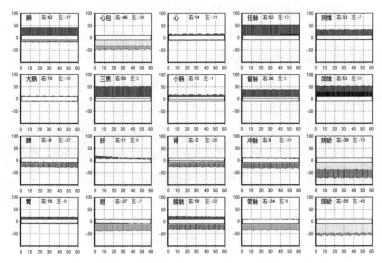

图 37　舒某 2016. 8. 7 原穴 Rφ＝119

57

二诊 2016. 8. 14。

针药后咳嗽缓解明显，夜间咳嗽消失，恶心消失，纳眠可，二便调。舌淡红胖大，苔薄脉沉。

辨证辨经立法：依前，方药依前。

【按语】患者主症咳嗽，伴咽痒、胸闷、憋气，舌象提示脾虚湿盛，经络诊察井穴脾阳虚衰，风门寒像；原穴肺经、三焦、任督、阴阳维有热。综合舌脉症辨证为太阴脾运化不利，导致太阴肺失肃降，少阳三焦郁热，治疗以火针刺天突穴宣肺泄热，半夏桔梗散调补太阴脾，柴胡黄芩清解少阳三焦。以尺泽、列缺宣肺，照海养阴清热，足临泣清热，后溪宣卫表。二诊患者症状缓解，治疗有效，治疗思路不变。

3.2 肺结节

潘某，男，71 岁，初诊 2018. 9. 4。

主诉：体检发现肺有结节 1 个月余。

现病史：患者在 2018. 8 在澳洲做 CT 发现肺部有小结节及钙化点，曾在 2016. 4 在澳洲做 CT 未发现肺部异常。现在症：晨起痰多色白，涕多，伴口干胸闷，时有右胸骨后疼痛活动后症状发作，无心前区不适。纳好大便可，夜尿两次。舌胖大暗红，苔白略腻，脉沉滑，左寸大关尺弱。

过去史：冠心病史，5 年前查心血管有 40% ~ 50% 狭窄。前列腺肥大 8 年，高血压病史 10 余年，现血压稳定。

经络诊察：如图 38、图 39。

辨证辨经：中焦不运，上焦有热，少阳有寒，肺胃有郁。

立法：健运中焦，清上焦热，温养少阳，宣肺养胃。

针灸：百会、双风池、上中下脘、气海、关元。

左侧的尺泽、列缺、鱼际、阴陵泉、三阴交、太冲、阳陵泉（灸）、商丘。

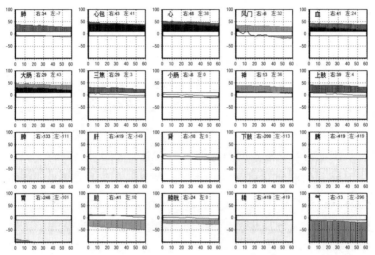

图 38　潘某 2018. 9. 4 井穴 Rφ＝197

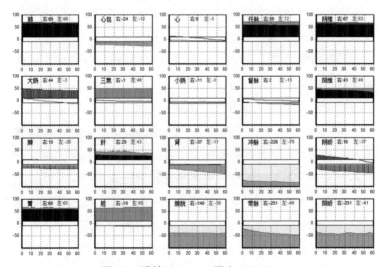

图 39　潘某 2018. 9. 4 原穴 Rφ＝307

右侧的外关、中渚、阳池（灸）、足三里、足临泣，提插捻转手法，留针 30 分钟，1 周 1 次。

二诊 2018. 9. 11。

针灸 3 次后痰量减少，仍有少量痰不易咳出，痰黏稠色白、咽干、口干较前加重，仍有胸闷，以右胸不适为主，夜尿 1 次，凌晨 3—4 点醒，醒后不易入睡。舌淡红苔根黄厚腻，脉弦滑。

辨证辨经立法：同前，加建中焦清少阳的口服方药。

处方：半夏 15g，桔梗 10g，桂枝 10g，生甘草 10g，柴胡 10g，黄芩 10g，3 剂，日 1 剂，水煎服，日 2 次。

针灸：前方加少海、神门、大陵，提插捻转手法，留针 30 分钟，1 周 1 次。

二诊 2018. 9. 13。

针药后整体感觉较前明显改善，晨起痰量仍较多，胸闷胸痛减轻，夜尿 1 次，凌晨 3—4 点仍易醒。

辨证辨经立法：同前，中药依前方 5 剂，日 1 剂，水煎服，日 2 次。针灸处方同前。

复查经络如下：如图 40、图 41。

【按语】患者查体见肺结节，主症晨起痰多，口干胸闷胸痛，脉见左寸大，经络诊察提示心经、心包经有热瘀，提示心脏供血问题。从症舌脉看为肺脾两虚，水湿津液代谢异常，导致脾虚痰饮内阻，肝肾不足之象，经络诊察提示上焦经脉瘀堵，肺经气不畅，热瘀明显，且其相表里的大肠经亦有热瘀表现。下焦肝胆寒像明显，胃经经气能量不足，且有瘀堵。整个经络诊察提示上热下寒，上实下虚的状态。治疗从调整中焦气机入手，按左阴右阳选穴，助气机运转。取头针安神，上中下

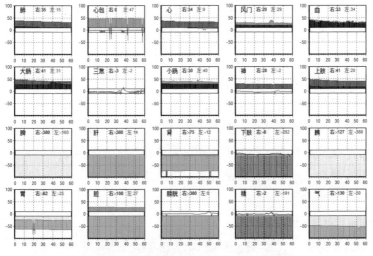

图40　潘某 2018.9.13 井穴 Rφ＝215

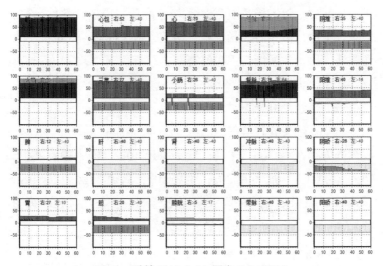

图41　潘某 2018.9.13 原穴 Rφ＝1025

脘、气海、关元调理健运中焦气机。左侧主取太阴肺经以列

61

缺、尺泽、鱼际清热，脾经取阴陵泉、三阴交、商丘调理脾经经气；右侧主取少阳，恢复三焦经通元气、主升降的作用，疏通患者瘀堵的经脉。治疗后，患者痰量减少，胸部疼痛减轻，配合半夏散加桔梗柴胡黄芩剂，患者症状基本消失，复查经络，对比观察发现下焦虚寒得以补益，较前有所改善，心经及心包经瘀堵基本消失，肺与大肠经仍有明显瘀堵之象。提示患者症状改善或者消失但经络未完全恢复，尤其是肺结节问题仍旧需要进一步治疗，经络诊察具有临床指导价值。

3.3 头痛

3.3.1 巅顶头痛

张某，女，25 岁，初诊 2017.9.03。

主诉：头痛反复发作 1 周。

现病史：近 1 周反复发作头痛，巅顶、眉棱骨部位为主，伴腰以下冷，劳累后症状加重，纳差，情绪低落，双足沉，大便黏滞，尿黄。舌淡红舌尖红苔薄，脉滑数。

诊断：头痛。

辨证辨经：肝肾不足，太阳寒像。

立法：健脾养胃益气。

处方：苁蓉 30g，牛膝 15g，木瓜 10g，当归 10g，白芍 15g，生地 15g，鹿角霜 30g，生姜 10g，乌梅 30g，生草 10g，黄连 6g，葛根 30g，麻黄 6g，北沙参 15g，麦冬 15g，香附 15g。14 剂，日 1 剂，水煎服，日 2 次。

二诊 2017.9.10。

头痛及双目疼痛消失，腰冷症双足沉未见，情绪依旧低落，纳好，二便调。

舌尖红苔薄，脉弦滑。

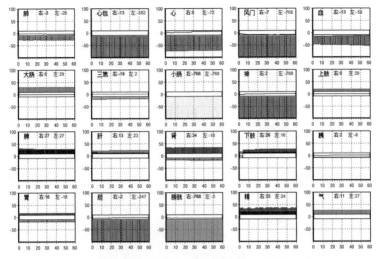

图 42　张某 2017. 9. 03 井穴 Rφ = 113

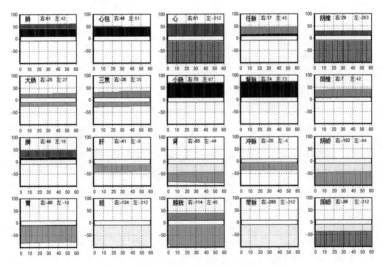

图 43　张某 2017. 9. 03 原穴 Rφ = 255

辨证辨经立法：辨证选经同前，继续服用上方 14 剂，日

1剂，水煎服，日2次。

针灸：四神冲、双风池、上中下脘、气海、关元。

左侧的尺泽、列缺、内关、阴陵泉、曲泉、三阴交、复溜、太冲。右侧的手三里、外关、中渚、足三里、阳陵泉、丘墟、足临泣、内庭。

【按语】患者以"头痛"就诊，伴腰以下冷，纳差，舌脉提示上热下寒。经络诊察提示，肝、胃经原穴虚寒，胆阴阳两虚，太阳膀胱阳虚有寒，治疗以苁蓉牛膝汤加减温补肝肾，葛根、麻黄解除太阳寒邪，黄连清解太阴湿热心火。药后1周后患者症状解除明显，继续服用苁蓉牛膝汤加减，并加用针刺治疗调养。

3.3.2 经前头痛

王某，女，39岁，初诊时间2017.10.29。

主诉：头痛反复发作后2年余加重1周。

现病史：患者近两年来反复发作头痛自觉与月经有关，每月经前发作伴恶心呕吐。近一周发作左侧头痛，持续性隐痛，伴恶心无呕吐，自行服用乐松止痛，伴一过性耳鸣，眠差，晚上9点入睡晚上12点醒伴心烦，之后再入睡浅睡至凌晨4点始终，精神差体力差。舌淡红边齿痕苔白略腻，舌下静脉瘀曲；右寸浮大关尺弱，左弦滑。

过去史：甲状腺结节病史10余年。2004年患抑郁症间断服用西药，症状反复发作。

经络诊察：如图44、图45。

诊断：头痛。

辨证辨经：中焦虚损不运，上焦热盛，太阳阳虚寒凝。

立法：建中焦，养肝肾，潜阳热，温太阳。

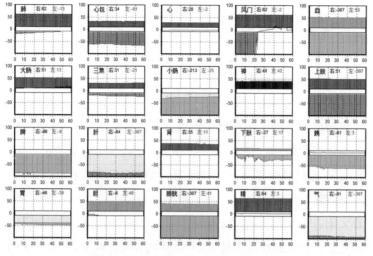

图44 王某2017.10.29 井穴 Rφ=259

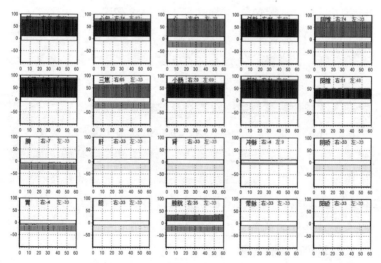

图45 王某2017.10.29 原穴 Rφ=1108

处方：生石决明30g，槐米10g，黄连6g，天麻15g，钩藤15g，茯苓10g，生白术10g，生赭石15g，麦冬30g，生地30g，北沙参30g，炮姜10g，葛根30g，香附15g，生甘草10g，7剂，日1剂，水煎服，日2次。

二诊2017.11.05。

药后头痛缓解，恶心呕吐消失，上周至北京六院看诊再被确认抑郁症复发，予西酞普兰等药。现症仍情绪低落喜悲伤，双肩、后背疼痛，体力差。口中和，纳差，入睡容易，凌晨1—2点醒后可以再入睡，二便调。舌边齿痕苔薄；脉沉缓滑。

辨证辨经立法：仍以健运中焦，补益肝肾为主，加强安神养太阳。

处方：桂枝10g，白芍15g，生姜10g，大枣10g，生白术10g，酸枣仁30g，生地30g，知母10g，葛根30g，麻黄6g，乌梅30g，生甘草10g，7剂，日1剂，水煎服，日2次。

【按语】患者主诉头痛反复发作为主诉就诊，头痛发作时有恶心呕吐、失眠、体力差、口苦等，舌脉呈现中焦虚像，经络诊察井穴提示上焦有热，中焦有寒，下焦太阳阳虚有寒积，代表全身神的能量是寒瘀状态；原穴能量值高的上限，代表整个原穴内脏的状态是瘀堵不畅。治疗上以清上焦热，健运中焦脾胃，补下焦肝肾重镇安神为主。二诊头痛恶心等症缓解，睡眠有改善，治疗有效，继续守法不变，结合症脉及经络诊察太阳经寒像明显，因此改用桂枝汤温中解肌，加用葛根、麻黄温养太阳，甘寒的枣仁、地黄、乌梅等养肝肾安神。

3.3.3 右侧偏头痛

夏某，女，33岁，初诊时间2017.2.12。

主诉：右侧偏头痛反复发作一年余。

现病史：患者紧张劳累后发作右侧偏头痛，几乎每个月发生 1 次，发作时睡眠可缓解未诊治，伴手足冷服食燕窝后好转。眠无规律，凌晨 12 点—上午 9 点，纳可，二便调。舌淡暗苔薄，脉沉细，左关弱。

过去史：右下肢反复发作麻木病史 1 年余，未诊治。2016 年 3 月孕后 2 个月停育引产，之前有痛经，引产后痛经消失。

月经史：11 岁初潮，5 ~ 6 天/28 天，末次月经 2017.1.21。

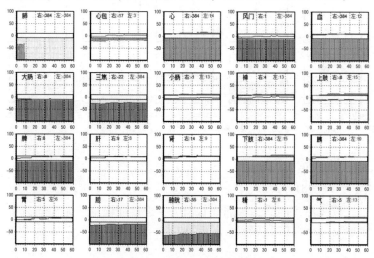

图 46　夏某 2017. 2. 12 井穴 Rφ = 213

诊断：头痛。

辨证辨经：中焦不运，太阴、少阴、少阳不调。

立法：健中焦，养心肺，调少阳。

针灸：百会、四神冲、双风池、上中下脘、气海、关元（灸）。

左侧的少海、神门、尺泽、阴陵泉、三阴交、太白、丘墟、阳陵泉。

右侧的外关、中渚、足三里、京骨，提插捻转手法，留针

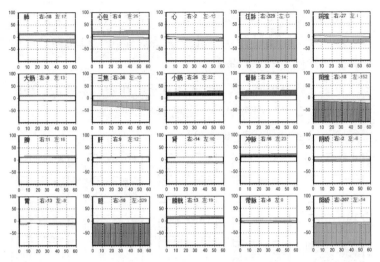

图 47 夏某 2017. 2. 12 原穴 Rφ=244

30 分钟，每周 1 次。

二诊 2017. 2. 26。

连续治疗两周，头痛症状消失，近日症稳定，无头痛，右下肢麻木好转，纳可，二便调。舌淡红苔薄，脉沉弱，关尺弱。

辨证辨经立法同前。

针灸：百会、四神冲、双风池、上中下脘、气海、关元（灸）。

左侧的尺泽、太渊、神门、三阴交、太白、太冲、阴陵泉、丘墟、阳陵泉。

右侧的外关、中渚、足三里、京骨、丘墟。提插捻转手法，留针 30 分钟，每周 1 次。

三诊 2017. 3. 19。

头痛症未见，右下肢麻木症消失，纳可，二便调。舌淡红苔薄，脉双关强尺弱。

辨证辨经立法针灸同前。

【按语】患者以头痛为主诉就诊，伴有手足冷右下肢麻木等，舌淡暗苔薄，脉沉细，从脉症判断，患者属于因虚导致的头痛，经络诊察看患者手太阴脾虚肺阴阳俱虚明显，考虑是太阴的虚导致清阳不升，同时少阳三焦与胆俱虚，少阳枢机不利，治疗上取腹针、太阴经原穴、合穴等健脾利湿补肺，兼清少阳。针后患者头痛消失，余症状缓解。继续依前法方治疗，患者病情稳定，症状持续好转，脉的虚像也逐渐改善，双关脉增强。

3.4 头晕

李某，男，61岁，初诊日期2016.4.10。

主诉：头晕伴双下肢无力1个月余。

现病史：患者1个月来头晕，伴头胀痛，无视物旋转，无恶心呕吐。时有双下肢无力，不能久立，可搀扶下行走。北大医院查血压168/100mmHg，脑CT（-）、头颅MRI（-），诊断为高血压病。予静点舒血宁、天麻素、血塞通等，口服安脑丸，敏使朗，尼麦角林等药后症状缓减。现在症：时头晕头胀伴双下肢无力，时有心悸，时有胃空感进食后缓解。舌淡红边齿痕苔白略腻，脉左弦关弱，右滑。既往体健。

诊断：头晕。

辨证辨经：太阳表寒，中焦热郁，热邪上扰。

立法：解表散寒，清解阳明，温肝养胆。

处方：麻黄6g，连翘10g，赤小豆10g，生梓白皮10g，生姜10g，大枣10g，甘草10g，7剂，日1剂，水煎服，日2次。

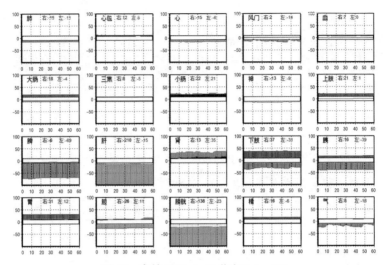

图 48 李某 2016. 4. 10 井穴 Rφ = 153

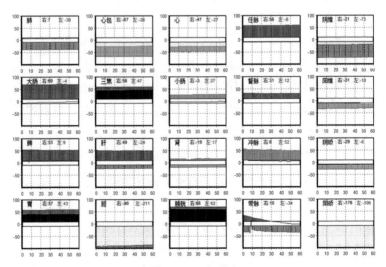

图 49 李某 2016. 4. 10 原穴 Rφ = 289

针灸：百会、后顶、头窍阴（双）、上中下脘、气海、关元。

左侧：尺泽、阴陵泉、公孙、丘墟、阳陵泉。

右侧：曲池、合谷、外关、中渚、内庭、阳陵泉、京骨（灸）、太冲（灸）。提插捻转手法，留针 30 分钟，每周 1 次。
二诊 2016.4.17。

针药后头晕双下肢无力仅在周 1 劳累后出现，余时间未见。头后部略胀，纳可，二便调。少腹部散在出现米粒样丘疹，不痒。舌淡红苔白略腻，脉右滑左细关弱。

查动态 ECG、脑超、生化全项均未见异常。

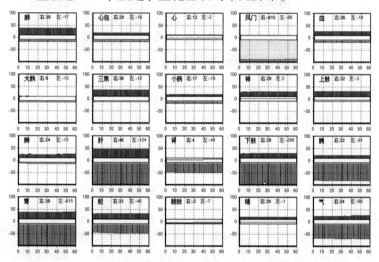

图 50　李某 2016.4.17 井穴 Rφ=139

辨证辨经：本虚标实，中焦不运，清阳不升。

立法：健脾益气升阳，养肝化痰解郁。

处方：黄芪 60g，党参 30g，白术 20g，当归 15g，陈皮 20g，升麻 3g，柴胡 10g，乌梅 20g，酸枣仁 30g，川芎 6g，桑葚 30g，牛膝 10g，良姜 20g，半夏 6g，香附 6g，麦芽 15g，乌

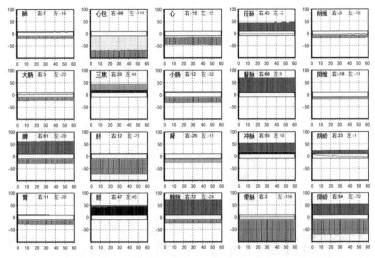

图51 李某2016.4.17原穴Rφ=266

药9g，龙眼肉30g，7剂，日1剂，水煎服日2次。

【按语】患者以头晕伴双下肢无力为主诉就诊，患者年近八八，肾精渐虚，结合经络诊察提示太阳寒邪闭阻阳气不布，内有郁热上扰头部清阳，故见头晕、头胀，治疗解表散寒清少阳、阳明热为主，方用麻黄连翘赤小豆汤，针灸取少阳经、阳明经，并取太阴经表里经配穴，艾灸京骨散在表之寒，艾灸太冲祛厥阴肝寒，升发少阳之气。针药后二诊患者症状缓解明显，经络诊察较针药前变化大。表现本虚标热为主，少阳胆原穴仍旧为热瘀，治疗健脾益气，调养厥阴少阳为法善后。

3.5 头目不清

刘某，女，40岁，初诊2014.11.1。

主诉：头目不清1周。

现病史：最近1周觉头目不清昏沉欲睡感，伴乏力，腹胀，纳可夜尿频1~2次，便溏，眠浅易醒，手足温，晨起口苦，查脑 CT 及脑血管多普勒超声检查未见异常。脉滑略数，舌暗苔白腻，脉双寸大，右关弱，左关强。

过去史：无异常。

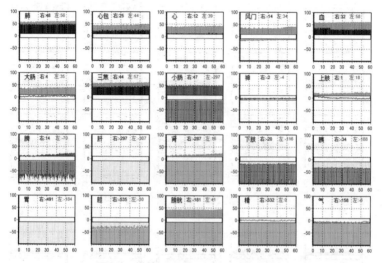

图 52　刘某 2014.11.1 井穴 Rφ=158

辨证辨经：中焦不运，下焦虚损，清阳不升，清窍失养。

立法：健运中焦，温补下焦，升发阳气。

针灸：百会、风池、上中下脘、气海、关元；左侧的尺泽（灸）、大陵、阴陵泉（灸）、公孙、太白（灸）、三阴交、太冲、太溪、复溜。

右侧的曲池、手三里（灸）、外关、中渚、内庭、京骨（灸）、足临泣。提插捻转手法，留针 30 分钟，每周 1 次。

十三诊 2015.7.3。

患者间断针刺基本依前法治疗，治疗后头目不清偶发，夜尿偶有 1 次，睡眠好转，时有怕冷风，食冷后大便时溏，近日有胸闷无胸痛，纳可，口中和。舌淡红边齿痕苔白，脉滑。

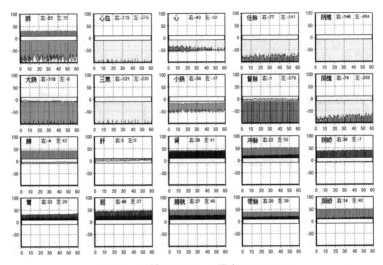

图 53　刘某 2014.11.1 原穴 Rφ=147

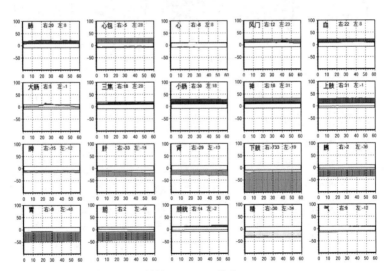

图 54　刘某 2015.7.3 井穴 Rφ=118

辨证辨经：患者中下焦虚损明显好转。

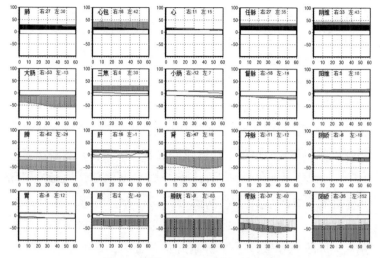

图55 刘某 2015.7.3 原穴 Rφ=97

立法：继续健运温养中下焦。

针灸：百会、双风池、上中下脘、气海、关元（灸）；左侧的尺泽、阴陵泉（灸）、三阴交、太冲、太白；右侧的阳池（灸）、外关、中渚、足临泣、足三里。提插捻转手法，留针30分钟，每周1次。

【按语】患者年40岁发作头目不清症状，伴眠差、腹胀、便溏等，舌脉呈现虚像，经络诊察提示，上焦经络瘀堵，中下焦虚损。井穴肺、三焦、心包、血等寒瘀；原穴肾、膀胱、冲带脉有寒瘀；井原穴上焦寒积或寒瘀，中下焦虚损，太阳脉也提示太阳不升，全身经络被寒气堵塞不通达，其双寸脉浮大也提示上焦寒邪闭阻了阳气的宣发布散。治疗从温阳补虚的角度出发，取温补太阴、少阴、太阳为主，升发全身阳气，濡养头部诸窍。每周1次针灸治疗，间断治疗后，十三诊患者症状减轻，头目清明，眠好纳好，大便成形。经络诊察全身经络明显

75

好转，全身瘀堵缓解，中下焦虚损明显改善，上焦寒像基本祛除，治疗有效。

3.6 中风后遗症

刘某，男，53 岁，初诊 2016.1.20。

主诉：左侧肢体活动不利 2 年余。

现病史：2014 年 4 月在工作中发病，当时症见口麻伴左侧肢体活动不利，后当地医院诊断为脑出血，当时左侧肌力为 0 级，经治疗后肢体活动不利好转。后间断治疗，现遗留左侧肢体麻木、凉感，左手足功能差，精神差，时有头痛伴恶心症，纳可，二便调，眠可。舌淡暗胖大暗苔白，脉滑略数。查左上下肢肌力Ⅳ级，手握固伸指肌力Ⅲ级，足下垂背屈肌力Ⅳ级。

过去史：高血压病史，服用硝苯地平缓释片血压稳定；高脂血症史，间断服用他汀类药物。

诊断：中风后遗症。

辨证辨经：太阴运化不利，痰湿瘀闭阻，筋脉失养。

立法：健运太阴，温阳太阳，化痰祛湿解瘀。

针灸：百会、双风池、上中下脘、气海、关元。左侧的尺泽、阳池（灸）、太冲、阴陵泉、太白、三阴交。右侧的外关、中渚、足临泣、京骨、后溪（灸）。提插捻转手法，留针 30 分钟，每周 1 次。

七诊 2016.3.11。

患者间断治疗至今，左上下肢麻木凉感逐渐减轻，精神好体力好，头痛恶心症状消失，左手足功能好转，左手张力仍高，中指、无名指最差。舌暗胖大苔白，脉滑略数。

辨证辨经立法同前。

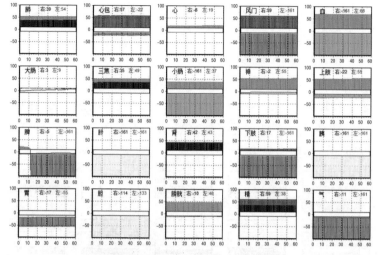

图56 刘某 2016.1.20 井穴 Rφ=437

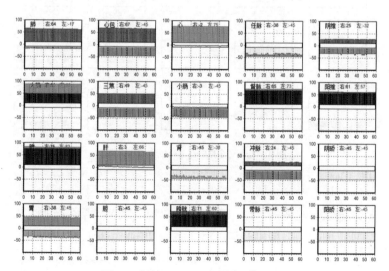

图57 刘某 2016.1.20 原穴 Rφ=975

针灸：取穴加用双侧手足三里，右侧阳陵泉。提插捻转手法，留针 30 分钟，每周 1 次。加用磁原梅针敲打左手指间缝隙至发红停止，每天 2～3 次。

十六诊 2016.6.19。

左上下肢麻木消失，纳可眠可体力好二便调，左手张力仍高，伸指肌力有提升，中指无名指仍旧伸起不灵便。舌淡暗苔薄，脉小滑。查左上下肢肌力 V⁻级，手握固伸指肌力 IV 级，足下垂背屈肌力 V⁻级。

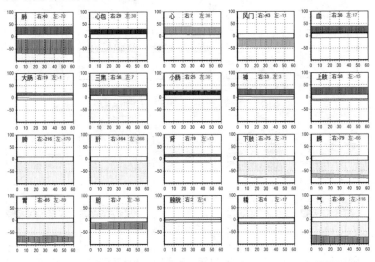

图 58　刘某 2016.6.19　井穴 Rϕ=181

辨证辨经立法同前。针灸：百会、双风池、上中下脘、气海、关元。左侧的尺泽、手三里、阳池（灸）、合谷透刺、阴陵泉、太冲、阳陵泉、足三里（灸）、丘墟透刺照海。右侧的外关、中渚、阳池（灸）、阳陵泉、足临泣。提插捻转手法，留针 30 分钟，每周 1 次。

【按语】患者为脑出血后遗症期，精神差，左侧肢体麻木伴感觉障碍伴头痛恶心等症。经络诊察提示井穴原穴能量值相

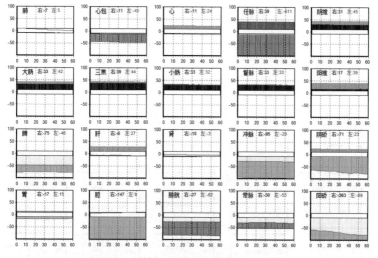

图59 刘某 2016.6.19 原穴 Rφ=114

差较大，说明患者内外经络郁滞较重。经络脏腑寒热错杂，上焦有热，中焦不运，气机阻滞，下焦虚郁。予头腹针安神并健运中焦，用气机升降针法左侧养太阴少阴，手指局部加灸温养；右侧取太阳少阳，并在后溪加灸提升太阳气。依此法治疗患者症状逐渐减轻，手足活动恢复较好。经过16次针灸治疗其左侧肢体麻木消失，纳眠体力好，二便调。左手伸指肌力有提升，仅见张力略高，中指无名指伸起不灵便。间断治疗16次后复查经络，经络瘀堵明显改善，井原穴能量值接近。井穴的肺、三焦、肾、精明显好转。原穴的肺、大肠、脾、心、心包、三焦、膀胱、督脉、阳维等明显好转。

3.7 心悸

3.7.1 心悸伴失眠

高某，女，45岁，初诊2016.4.10。

主诉：心慌气短伴失眠2个月余。

现病史：2个月前由于家里人突然去世刺激致心悸气短，伴睡眠障碍整夜不眠，手抖汗出，急躁易怒，胃不适，有气上逆反酸，口干渴不饮饮。查甲功5项（－），余未见异常，纳可，二便调。舌红根腻，脉弦滑。既往体健。

经络诊察：如图60、图61。

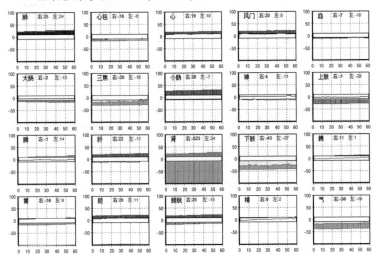

图60　高某 2016. 4. 10 井穴 Rφ＝161

诊断：心悸。

辨证辨经：上焦热盛，下焦虚损。

立法：清上建中，调养肝肾。

处方：1. 柴胡10g，黄芩10g，天花粉10g，生牡蛎20g，桂枝10g，干姜10g，3剂，水煎服，每日上午9点服用1次，日0.5剂。2. 知柏地黄丸30粒水丸，每日下午2点服用。

针灸：四神冲；上中下脘、气海、关元；

左侧的尺泽、阴陵泉、太白、太冲（灸）、曲泉、少海、神门、内关；右侧的外关、中渚、足三里、足临泣。提插捻转

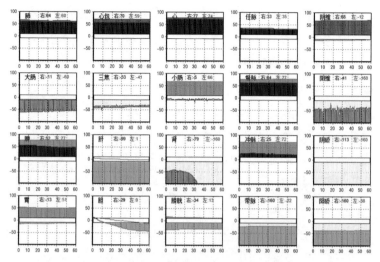

图 61　高某 2016. 4. 10 原穴 Rφ=439

手法，留针 30 分钟，每周 1 次。

二诊 2016. 4. 19。

针药后心慌消失，心神无主感觉消失，不服用安眠药可睡 4～5 小时，仍有手抖、汗出、咽干，晨起口干苦消失，胃不适反酸症状消失，纳食较前增多，大便有排不净感，精神状态较之前好转，每天下午慢走 2 小时。舌暗红根略腻，脉弦滑略数。

辨证辨经：仍按照少阳太阴证调理。

立法：继续补益肝肾。

处方：1. 柴胡 10g，黄芩 10g，天花粉 20g，生牡蛎 20g，桂枝 10g，干姜 10g，生地 30g，太子参 30g，麦冬 10g，7 付，水煎服，每日上午 9 点服用 1 次，日 0.5 付。2. 知柏地黄丸 30 粒水丸，下午 2 点服用 1 次。

针灸：依前不变。

【按语】患者以"心悸"为主诉就诊，从症状、舌脉上看，患者属于虚实夹杂、寒热相兼的情况，从经络诊察可证实，患者经络不够畅通，多条经脉有淤堵，以太阴经、阳明经异常尤为突出，中土不运，升降失常，上焦有热，下焦虚寒，治疗上从中焦入手，取太阴、阳明、少阳、厥阴经腧穴，中药则以柴胡桂枝干姜汤健中焦清上焦和解少阳，知柏地黄丸补下焦清虚热。二诊患者症状改善明显，治疗思路依前，加用滋润太阴少阴之增液方。

3.7.2 心悸伴乏力

刘某，女，29 岁，初诊时间 2018.12.02。

主诉：劳累后心悸半年余。

现病史：自 6 月份开始有心悸，劳累后加重，最快心率120 次/分钟，间断服用健脾益气汤药，症状有缓解。查甲功与心脏未见异常，素胆小遇事容易焦虑紧张，近三天有外感咽痛，咳嗽痰少，心悸未加重，口干口腔溃疡，眠差夜间 1 点左右醒，醒后可以再入睡，纳可，二便调。舌红边齿痕苔薄黄略腻，脉沉滑略数。

既往体健。

经络诊察：如图 62、图 63。

诊断：心悸。

辨证辨经：大肠有热，下焦虚损。

立法：健运中焦，清上补下。

处方：麦冬 15g，桑白皮 10g，白芷 10g，竹叶 10g，半夏10g，乌梅 15g，党参 30g，炮姜 10g，大枣 10g，生白术 30g，茯神 10g，生甘草 10g，7 剂，水煎服，日 1 剂，日 2 次。

二诊 2019.04.07。

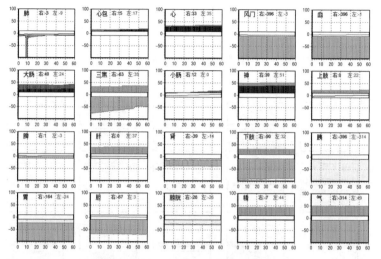

图 62　刘某 2018.12.02 井穴 Rφ = 207

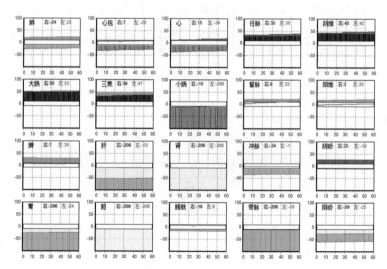

图 63　刘某 2018.12.02 原穴 Rφ = 361

自述上一年底药后当下体力增加，咳嗽口腔溃疡消失，心

83

悸偶发生。近 1 周发现心悸较前略有增加，伴咽有堵塞感，略口干，乏力伴思睡，纳可，二便调。舌淡红胖大边齿痕苔薄白，脉右滑略数，左寸脉见关尺沉弱。

经络诊察：如图 64、图 65。

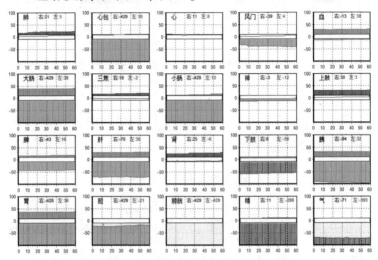

图 64　刘某 2019.04.07 井穴 Rφ=193

辨证辨经：中焦不运，上焦有热。

立法：依旧给健运中焦，安神定志为法。

处方：麦冬 10g，山药 30g，陈皮 10g，半夏 10g，茯神 15g，诃子 5g，五味子 10g，大枣 10g，酸枣仁 15g，枳实 10g，炮姜 10g，党参 10g，炙甘草 10g，7 剂，水煎服，日 1 剂，日 2 次。

【按语】患者以劳累后心悸为主诉伴发外感三天就诊，舌脉症提示患者为中焦不运，上焦有热，经络诊察提示，患者阳明大肠有热，肝胆脾胃肾虚损，给 2018 年当年的麦门冬汤运气方清解上焦火热，健运中焦养下焦，药后患者症状基本消

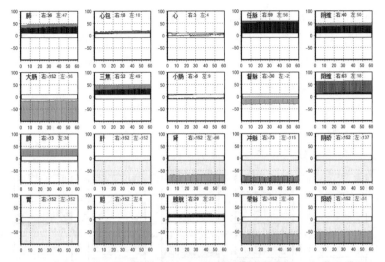

图65　刘某 2019.04.07 原穴 Rφ＝458

失。来年的 4 月份上述症状复见，仍有咽喉不适，乏力等症。

经络诊察提示，肺内寒外热，手少阳三焦、厥阴心包略有热，而肝胆脾胃肾依旧虚损，2019 年中运为土不及，人体中焦会更加虚损不运，因此给患者健运中焦为主，给予运气方敷和汤加减。该患者年 29 岁，刚过四七的年龄，身体气血应该旺盛强健，但患者表现的是心悸乏力，经络诊察提示中下焦虚损，因此提示临床一定要重视经络诊察，经络诊察可以更真实的提示患者当下的状态。

3.7.3 心悸伴胸骨后刺痛

张某，男，37 岁，初诊 2016.03.21。

主诉：心悸 2 个月余。

现病史：2 个月来发作心悸伴胸骨后刺痛，每天发作 1～2 次，每次持续数秒钟，餐后走路后症加重，伴右肋胀闷（反复发作 5～6 年），胃脘部疼痛（反复发作 2～3 个月）食辣后

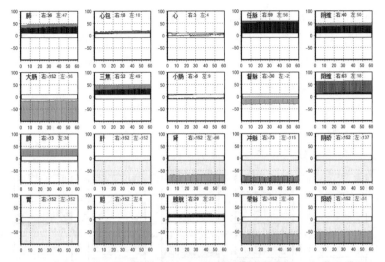

发作，偶打嗝，大便 1 次/3 ~ 4 日，黏稠，尿黄，腹部有气过水声，双膝怕冷，左膝关节受凉后发作疼痛，纳差，眠差梦多。舌胖大边尖红，苔薄白略腻，脉左寸浮滑关尺弱，右弦滑。

过去史：腰椎间盘突出（L5 与 S1 间）15 年余，久坐后腰不适伴右下肢不适，余无特殊。

经络诊察：如图 66、图 67。

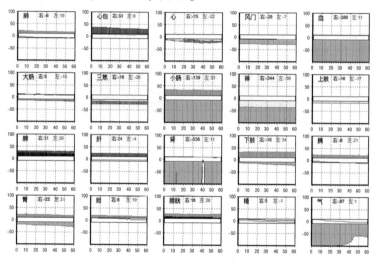

图 66　张某 2016. 03. 21 井穴 Rφ = 80

诊断：心悸。

辨证辨经：阳不化气，水气凌心，病在太阴、少阴、太阳。

立法：温阳行水，调理气机。

处方：桂枝 6g，茯苓 10g，猪苓 10g，泽泻 10g，白术 10g，7 剂，水煎服，日 1 剂，日 2 次。

针灸：艾灸关元 1 ~ 2 次/周。左侧的尺泽、阴陵泉、太

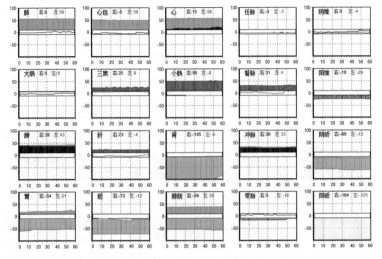

图 67　张某 2016.03.21 原穴 Rφ＝80

溪、神门、内关、公孙。右侧的阳陵泉、外关、临泣。提插捻转手法，留针 30 分钟，每周 1 次。

　　二诊 2016.4.17。

　　针药后心悸胸骨后疼痛消失，胃不适、肋胀未见，因搬家劳累致腰痛，久坐后右下肢酸麻感，尿色深有味，大便有黏滞，2 天 1 次，纳可，无腹胀，食欲较前好。舌胖大淡红，苔薄白略腻，脉滑略数。

　　经络诊察：如图 68、图 69。

　　辨证辨经立法：继续调整太阴、厥阴、少阳经脉。

　　针灸：左侧的太渊、尺泽、太冲、丘墟、三阴交、曲泉；右侧的中渚、外关、曲池、足三里。提插捻转手法，留针 30 分钟，每周 1 次。

　　三诊 2016.4.24。

　　同上。

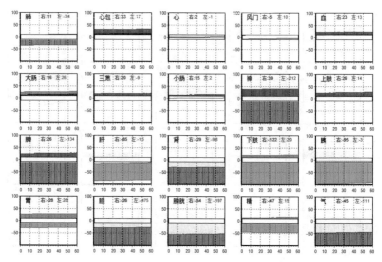

图 68　张某 2016. 4. 17 井穴 Rφ=176

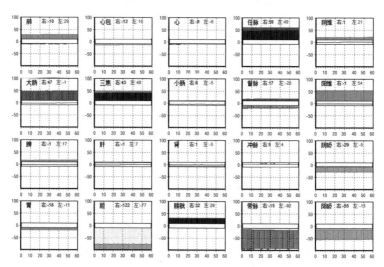

图 69　张某 2016. 4. 17 原穴 Rφ=364

四诊 2016. 5. 8。

腰痛消失，腰 4、5 棘突下按压后不适，右下肢不适消失，快步行走后右肋不适。左足跟时有疼痛，双膝时发冷痛，左膝怕风怕冷明显。纳好转，大便 1 次/2 天。舌边尖红，苔白略腻；脉弦细，右关弱。

辨证辨经立法：继续调整太阴、厥阴、少阳经脉，加任脉、太阳经脉。

针灸：百会、风池（双）、上中下脘、气海、关元（灸）。左侧的太冲、复溜、阳陵泉（灸）、阴谷、阴陵泉、大陵、尺泽；右侧的外关、中渚、足临泣、阳陵泉、后溪（灸）。提插捻转手法，留针 30 分钟，每周 1 次。

【按语】患者以"心悸"为主诉就诊，主要伴随症状是右肋胀闷、胃脘不适、膝冷、少腹不适、纳眠差等，患者经络诊察可以看出中下焦虚寒明显，太阴脾有堵塞情况，小肠经偏寒，因此辨证考虑阳不化气，水气凌心，病在太阴、少阴、太阳。治疗上以五苓散行气利水，艾灸关元温通下焦，针刺以脾肾两经利水为主，兼以神门、内关通心络。二诊患者心悸症状消失，以"劳累致腰痛"就诊，经络诊察发现原穴太阴肺经略见寒凝，心包、心经寒凝完全消失，太阴脾寒瘀消失，肾的阳虚消失。少阳经三焦有热瘀，太阴脾阴虚明显，继续依前法针刺调整。三、四诊腰痛症状渐渐消失，症稳定，治疗思路不变，加上复溜、阴谷滋阴补肾、调少阴。

3.7.4 心悸伴头晕

徐某，男，31 岁，初诊时间 2017.4.2。

主诉：心悸伴头晕 1 周。

现病史：近 1 周时有心悸，伴头晕、恶心、左侧眉棱骨疼痛。口干渴无口苦，大便溏，略腹胀，矢气多，纳好，手足温。近 1 个月眠差，入睡困难（凌晨 2 点入睡）舌淡红略胖大，边尖红；脉沉滑，右关弱。

过去史：近 1 个月入睡困难（凌晨 2 点入睡），未诊治。胃溃疡、浅表性胃炎病史 4 年余，近 1 年无症状；12 岁患肾结石病史，现时发腰痛，B 超查肾仍有结石；双手末节白癜风病史 10 余年。

经络诊察：如图 70、图 71。

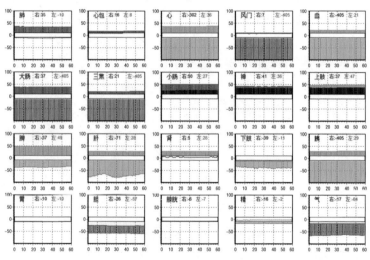

图 70 徐某 2017.4.02 井穴 Rφ=203

诊断：心悸。

辨证辨经：少阳枢转不利，上焦偏热下焦偏寒，病在太阴少阳。

立法：温阳行水，调理气机。

处方：柴胡 10g，黄芩 10g，桂枝 10g，赤芍 10g，知母 15g，桑白皮 15g，桔梗 10g，生甘草 10g，7 剂，水煎上午服 1 次，2 日 1 剂。

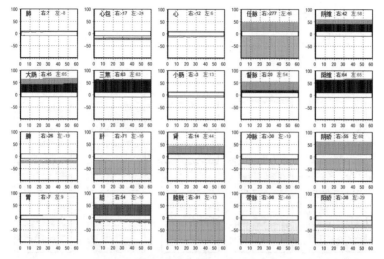

图 71　徐某 2017.4.02 原穴 Rφ = 283

针灸：按摩心经，双侧的外关、中渚、阳池。提插捻转手法，留针 30 分钟，每周 1 次。

【按语】患者以"心悸"伴头晕头痛为主诉就诊，主要的伴随症状是口干、腹胀、大便溏，舌脉提示脾虚，经络诊察提示肺、大肠、心包、三焦有热明显，心经有寒，肝脾偏虚，胆经有热，三焦有堵塞情况，考虑为少阳枢转不利，太阴运化失司，上焦热下焦寒。治疗上清少阳，健脾胃，养心脉，畅气机为主。

3.8　失眠

3.8.1　失眠伴汗出

李某，女，45 岁，初诊时间 2014.11.30。

主诉：失眠 1 周。

现病史：近 1 周睡眠困难，入睡差，眠浅易醒，伴情绪容易激惹，晨起有汗出，手足热，纳少，二便调。舌暗红、苔薄白，脉沉滑数，左关弱。

过去史：无特殊。

经络诊察：如图72、图73。

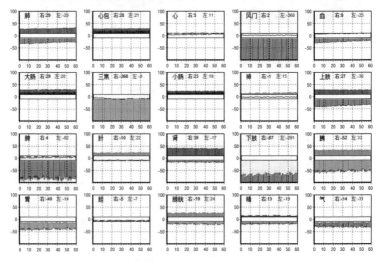

图72　李某 2014.11.30 井穴 Rφ=221

诊断：失眠。

辨证辨经：下焦虚损，上焦有热，热扰心神。

立法：清上焦，健中焦，养下焦。

针灸：四神冲、神庭、双风池、上中下脘、气海、关元（灸）。左侧的大陵、行间、尺泽、列缺、阴陵泉、三阴交、太溪；右侧的曲池、二间、外关、中渚、阳陵泉、足三里、丘墟；提插捻转手法，留针30分钟，每周1次。

二诊 2014.12.7。

入睡好转，早醒（凌晨1点左右），凌晨3点后可再入睡，晨起有少量汗出，手足热感减轻，纳好，二便调。舌淡暗苔白略腻；脉滑数重按无力。

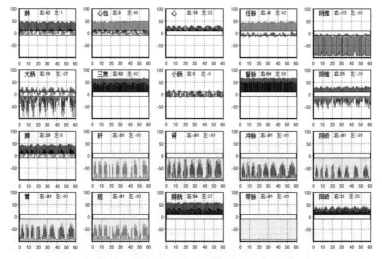

图73 李某 2014.11.30 原穴 Rφ=656

辨证辨经立法：同前，治疗依前法方。

【按语】患者以失眠为主诉就诊，年过六七，阴精渐不足。脉沉滑数左关弱，提示肝血不足，里有虚热。从经络诊察提示，肝肾胃胆冲带阴维阴跷均虚像，上焦肺大肠心包热像。需要注意的是脾在井穴阴虚原穴热瘀，三焦井穴阳虚原穴热瘀。综合来看，热扰心神是本患者失眠的主要病机要点，治疗上当健中焦、养下焦、清上焦为法。按照五输穴功能取穴，患者针后诸症缓解。

3.8.2 失眠伴腹泻

王某，男，50岁，初诊2016.11.13。

主诉：入睡困难8年。

现病史：患者自2007年12月因考试紧张后致入睡困难，可入睡。在2008年年底开始入睡困难伴有眠轻易醒，每天6h睡眠时间，间断服用助眠药。自2014年开始长期口服思诺思，睡眠可保证 7 ~ 8h/日，现临睡前会有恐怖感，近些年稍食寒凉后腹泻。平日纳可口中和，二便调，舌边齿痕苔薄根腻，左弦右滑右关弱。

过去史：体健。

经络诊察：如图 74、图 75。

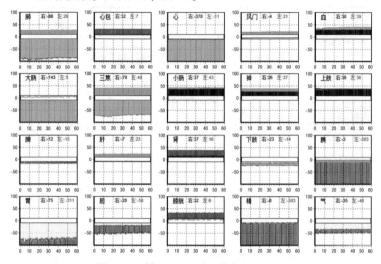

图 74　王某 2016. 11. 13 井穴 Rφ = 167

诊断：失眠。

辨证辨经：肾阳虚损，肝胆不足，心神失养。

立法：温肾养心，补益肝胆。

处方：生地 15g，北沙参 10g，枸杞子 10g，麦冬 10g，当归 10g，醋香附 10g，7 剂，日 1 剂，水煎服，日 2 次送服金匮肾气丸 30 丸/次。

针灸：百会、四神冲、神庭、双风池、上中下脘、气海、关元（温针灸）。左侧的少海、神门、太溪、太冲、丘墟。右侧的曲池、手三里、足三里、太溪、足临泣。

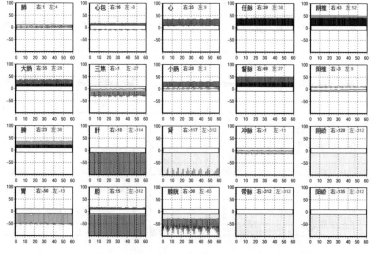

图75 王某 2016.11.13 原穴 Rφ=255

提插捻转手法，留针 30 分钟，如图 76、图 77。

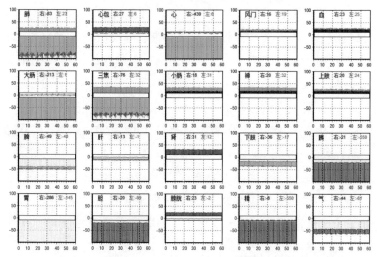

图76 王某 2016.11.13 针刺 30 分钟后井穴 Rφ=154

95

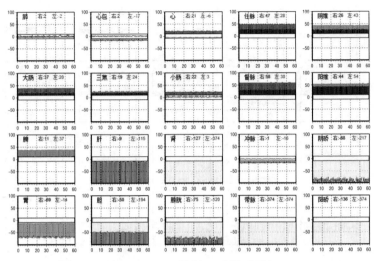

图 77　王某 2016. 11. 13 针刺 30 分钟后原穴 Rϕ=218

二诊 2016. 11. 25。

入睡仍困难，眠浅易醒，入睡前恐惧念头减轻，食凉后仍易腹泻。舌边齿痕苔薄根腻；脉左弦右寸关滑。手经络提示：左神门附近有气泡感，右通里附近有米粒样结络，察双太冲明显压痛，双照海明显压痛。

辨证辨经立法：同前。

针灸：百会、四神冲、神庭、上中下脘、气海、关元（温针灸）。左侧的少海、神门、太溪、太冲、列缺、照海。右侧的手足三里、太溪、太冲。

提插捻转手法，留针 30 分钟，每周 1 次。

【按语】患者主诉失眠就诊，伴有进食寒凉后腹泻，从经络图上可以看出患者厥阴心包经有热，中下焦的虚寒象明显，从舌脉上看，提示有水湿、中焦虚，辨证主要为肾阳虚损，肝胆不足，心神失养，治疗上取肝胆经、肾经原穴温补肝胆肾，少海、神门原合配穴养心安神，手足三里、曲池健运中焦，足临泣兼清少阳，一贯煎、金匮肾气丸补肝养肾。针刺 30 分钟后，复查经络发现患者心经的热象明显减轻，肝胆的虚热象也有改善，脾经的瘀堵象消失，由此体会，针刺对于患者的实热、虚热、瘀堵这三种情况能够起到较快的缓解效果。二诊患者症状稳定，手查经络提示厥阴经、少阴经异常，针刺以建中焦补厥阴、少阴经，养心安神为主。

3.8.3 失眠伴头痛

王某，女，37 岁，初诊 2019.11.24。

主诉：眠浅易醒 30 余年。

现病史：患者诉自有记忆开始眠浅易醒，无不适。近 2 年在 5~9 月之间午后双下肢有胀伴浮肿，查双下肢静脉超声未见异常，伴发作性巅顶疼痛，未诊治。纳可，大便可，夏天足热喜冰水泡洗。舌淡红胖大苔薄，脉沉滑，右 > 左。

过去史：体健。

经络诊察：如图 78、图 79。

诊断：失眠。

辨证辨经：下虚上实，中焦不运，心神不宁。

立法：滋补肝肾，健运中焦，养血安神。

处方：东阿胶 100g，龟板胶 100g，鹿角胶 60g，熟地黄 300g，砂仁 50g，拌炒牛膝 150g，盐菟丝子 150g，枸杞子 150g，山药 150g，酒萸肉 150g，生白术 200g，姜厚朴 100g，醋青皮 80g，姜半夏 80g，桂枝 30g，广藿香 50g，大枣 100g，炮姜 30g，木瓜 300g，赤芍 150g，油松节 50g，杜仲 100g，天麻 150g，茯苓 100g，草果 30g，蜜桑白皮 150g，玄参 150g，白薇 100g，旋复花 100g，当归 100g，川芎 80g，甘草 100g，

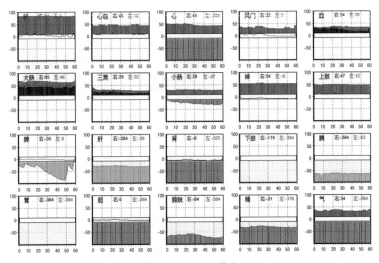

图 78　王某 2019.11.24 井穴 Rφ=213

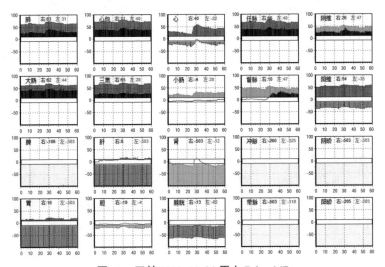

图 79　王某 2019.11.24 原穴 Rφ=167

上药共同熬膏，加冰糖 500g，每次 10~20 克，每日早晚两次。

忌辛辣油腻寒凉。

【按语】

患者以失眠为主诉就诊，查经络诊察提示上焦有热、瘀堵，中下焦偏虚，肝肾虚热，患者病情久，经络状态差，就诊时间正好为冬季，结合患者出生运气及当年运气特点给予膏方治疗，滋补肝肾，健运中焦，养血安神为法组方，方用左归丸、白术厚朴汤、牛膝木瓜汤、苓术汤、正阳汤等加减。

3.8.4 失眠伴湿疹

李某，女，51 岁，初诊 2016.1.3。

主诉：失眠近一月余。

现病史：自去年 12 月始晚上 11 点左右入睡，凌晨 2～3 点醒，醒后难入睡，白天时有汗出烘热，腰酸不适，容易疲劳，口中和，腹中和，纳可二便可，怕冷，双足冷甚。

过去史：月经 13 岁初潮，周期：7 天/28 天，末次月经去年 12 月 8 日，量可。

手臂尺侧靠近手腕部散在皮疹 1 周，略痒无破溃。肩周炎两月余，未治疗。子宫肌瘤病史（≤1cm）。舌淡暗边齿痕，苔白略腻，脉沉滑双关弱。

诊断：失眠。

辨证辨经：肝肾不足，血不养心。

立法：滋补肝肾，养血安神。

处方：当归 10g，川芎 15g，赤白芍各 15g，生地 15g，炒酸枣仁 30g，知母 15g，茯神 10g，生白术 30g，3 剂，水煎服，日 1 剂，日 2 次。

针灸：百会、四神聪、双风池。左侧：少海、神门、太冲、曲泉。右侧：阳陵泉、足临泣、足三里。提插捻转手法，

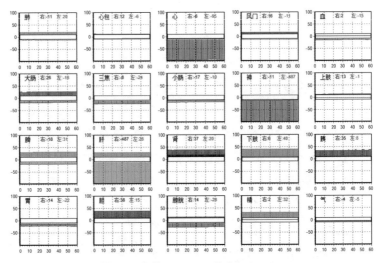

图80　李某 2016.1.3 井穴 Rφ=172

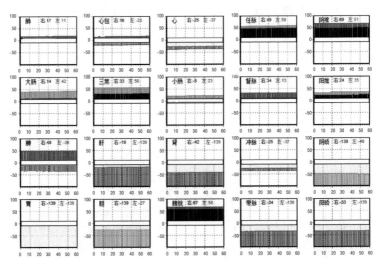

图81　李某 2016.1.3 原穴 Rφ=488

留针 30 分钟，每周 1 次。

二诊 2016.1.10。

睡眠较前好转，晚上 10 点半入眠，凌晨 2 ~ 5 点醒多次，醒后可再入睡，汗出减，腰仍有不适，容易疲劳，双足冷，双肩肘同前无变化，纳可大便可。舌淡暗边齿痕，苔白略腻，左关脉渐起，右关仍弱，双尺弱。

辨证辨经立法同前。

处方：当归 10g，川芎 15g，赤芍 15g，生熟地各 15g，炒酸枣仁 30g，知母 15g，茯神 10g，生白术 30g，女贞子 15g，墨旱莲 15g，炙甘草 10g，7 剂，水煎服，日 1 剂，日 2 次。

针灸：仍依前方。

【按语】患者以失眠为主诉就诊，兼见乏力、烘热汗出、怕冷，舌脉症提示虚像，经络诊察提示少阴心经虚热象、神虚热象明显，肝肾脾虚像，考虑肝肾不足，血不养心。治疗以四物汤合酸枣仁汤滋养肝肾，养血安神。针灸取左阴右阳针法 1 次取效，继续依前法调养。

3.8.5 失眠伴胸闷

苏某，女，37 岁，初诊 2015.10.25。

主诉：失眠 2 周。

现病史：近两周睡眠差，入睡难且早醒，伴胸闷气短、咽有异物感，头晕头痛，乏力，足冷畏寒，恶心纳差，无口干口苦，无腹胀，大便干，1 次/2 日。舌淡红苔薄；脉滑数，双寸大。

诊断：失眠。

辨证辨经：上热下寒，心神失养。

立法：清上温中，滋补肝肾，养血安神。

处方：地黄 15g，北沙参 15g，枸杞子 10g，麦冬 10g，当

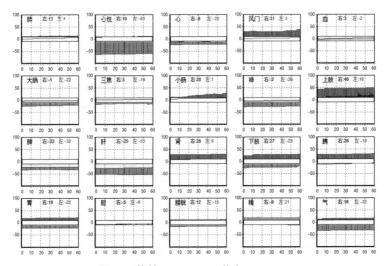

图82 苏某 2015.10.25 井穴 Rφ=144

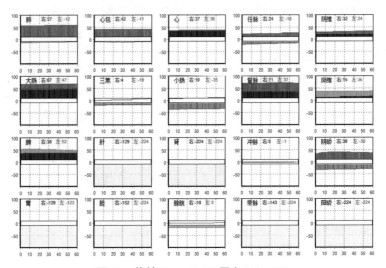

图83 苏某 2015.10.25 原穴 Rφ=337

归10g，北柴胡24g，黄芩10g，天花粉10g，干姜5g，生龙骨

15g，生牡蛎 15g，知母 10g，黄柏 10g，山药 10g，酒萸肉 10g，茯苓 10g，白术 10g，牡丹皮 10g，泽泻 10g，甘草 10g，7 剂，水煎服，日 1 剂，日 2 次。

二诊 2015.11.1。

药后睡眠改善不明显，胸闷气短消失，咽异物感消失，纳食好转，头晕消失。头痛、梦多、乏力仍在，手温足冷，尿频，大便仍干，1 次/2～3 天，量少，少腹胀。舌红苔白略腻；脉滑，两寸浮双关弱。

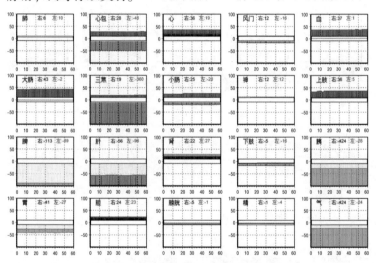

图 84　苏某 2015.11.1 井穴 Rφ = 195

诊断：失眠。

辨证辨经立法同前，加强清解肺与大肠。

处方：地黄 15g，北沙参 15g，麦冬 10g，当归 10g，川芎 5g，赤芍 15g，桑叶 15g，炒苦杏仁 10g，浙贝 15g，炒栀子 5g，知母 10g，黄柏 10g，山药 10g，酒萸肉 10g，茯苓 10g，白术 10g，牡丹皮 10g，泽泻 10g，甘草 10g，7 剂，水煎服，

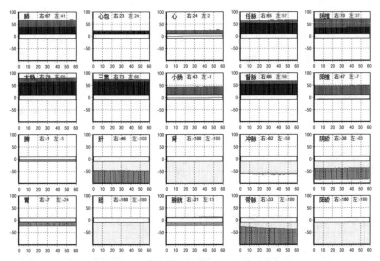

图 85 苏某 2015.11.1 原穴 Rφ=401

日 1 剂，日 2 次。

　　针灸：双侧太冲、尺泽、曲池、三阴交、太溪、太白、公孙、合谷；提插捻转手法，留针 30 分钟，每周 1 次。

　　【按语】患者以失眠为主诉就诊，伴气短、胸闷、乏力、纳差、足冷、畏寒等症状，结合经络诊察可以看出患者肝、脾、肾等阴阳俱损，上焦有热，上热下虚，心肾不交，阳不入阴，故见失眠，治疗以补肝、脾、肾为主，选用一贯煎、柴胡桂枝干姜汤、知柏地黄丸合用。二诊患者失眠症仍在，经络诊察井穴异常较前增多，原穴脾胃近乎正常，肝胆肾虚损也较前好转，上焦仍有热瘀，肺大肠热瘀明显，患者大便不畅也未改善，治疗上选桑杏汤清解肺与大肠郁热，并配合针灸调养厥阴、太阴、少阴。

　　3.9 腹胀

　　孙某，女，35 岁，初诊 2016.3.19。

主诉：餐后腹胀 1 周。

现病史：患者近 1 周餐后容易腹胀，午饭后症重，纳可，大便黏滞排便无力，1 次/日。时发头晕乏力，无头痛，无恶心呕吐，无肢体活动不利。

舌暗边齿痕，苔白略腻，脉左弦细，右沉无力关弱。

过去史：足背冲阳附近、足三里附近有湿疹多年。

经络诊察如下：如图 86、图 87。

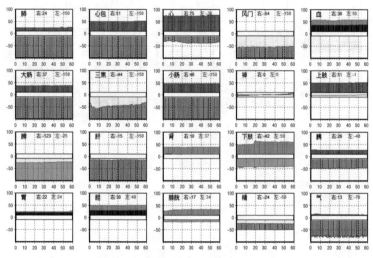

图 86　孙某 2016. 3. 19 井穴 Rϕ = 461

诊断：腹胀。

辨证辨经：中焦寒热错杂，上焦热盛。

立法：健中焦，清上焦。

治疗：百会、双风池。左侧：太渊、尺泽、太白、三阴交、阴陵泉（灸）；右侧：外关、中渚、手三里、内庭、冲阳、足三里（灸）；提插捻转手法，留针 30 分钟，1 次/周。

二诊 2016. 3. 30。

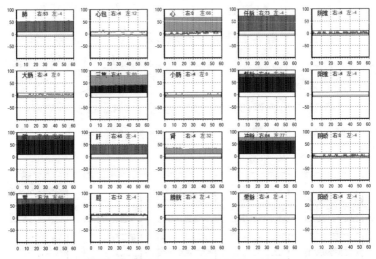

图87　孙某 2016.3.19 原穴 Rφ＝1708

餐后腹胀针刺后缓解明显，大便黏滞好转，仍有头晕乏力发作，纳可，舌暗边齿痕，苔薄白，脉弦细，右脉较前有力。

辨证辨经立法同前，针刺同前。

【按语】患者的主要症状是腹胀、大便黏滞、排便无力，舌脉提示虚实夹杂，以虚为主，经络诊察提示患者原穴能量值非常低，并原穴能量差大提示身体脏腑与经络内外不畅通。上焦有热，中下焦有寒，且中焦脾胃热瘀明显，中土不运，气机运化失常，则腹胀、排便无力，清阳不升故见头晕乏力等。治疗以健运中土为法，取太阴经、阳明经为主，艾灸阴陵泉、足三里表里经合穴温运脾土。二诊患者症状改善，治疗思路不变。

3.10 腹痛

3.10.1 腹痛伴失眠

姜某，女，62岁，初诊 2016.3.23。

主诉：左腹部隐痛半年。

现病史：近半年左腹隐痛部间断发作，无腹胀，纳可，口干喜冷饮，眠差，大便干，3～4 日/行，尿频。在北大医院做肠镜示大肠多发息肉，当时肠镜部分摘除，余未发现异常。舌暗边齿痕苔微黄腻，脉滑。

过去史：1 年前外感后遗留咽部不适，时有咳多量白色黏痰，夜间症重，胸部 CT 未见异常。头痛反复发作 5 年，未诊治。

经络诊察如下：如图 88、图 89。

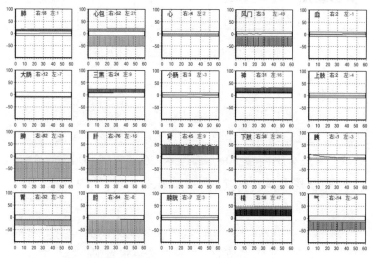

图 88　姜某 2016. 3. 23 井穴 Rφ＝245

诊断：腹痛。

辨证辨经：中焦不运，肺与三焦有热。

立法：健中焦，清肺热，解少阳。

治疗：百会、双风池。左侧：尺泽、阴陵泉、三阴交、神门、通里、少海；右侧：外关、中渚、曲池、足临泣、阳陵

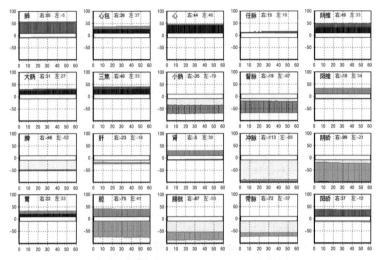

图89 姜某 2016. 3. 23 原穴 Rφ=296

泉。提插捻转手法，留针 30 分钟，1 次/周。

处方：陈皮 10g，清半夏 10g，党参 10g，白术 10g，茯苓 20g，生地 15g，山药 10g，泽泻 10g，肉桂 6g，枳实 10g，生薏苡仁 15g，鸡内金 30g，肉苁蓉 30g，生大黄 6g，益智仁 15g，白花蛇舌草 10g，7 付，水煎服日 1 付，日 2 次。

二诊 2016. 3. 30。

腹部疼痛消失，咳嗽消失，大便仍干，1 次/2 日，球状，夜尿 1～2 次，眠仍差易醒。舌略暗边齿痕苔薄，脉小滑。

辨证立法同前，针刺依前。

三诊 2016. 6. 7。

腹痛自 3 个月前治疗后未再发生，大便一直时好时差，经常无便意，3～5 日排便 1 次，量少，无腹胀腹痛，有夜尿 3 次，子时后发生。2 年来的咳嗽也一直时好时差，现在症见暗哑伴偶发咳嗽有黄白痰。纳可眠可体力可，口中和。舌暗苔略白；脉沉弦双寸紧。

辨证辨经：太阴厥阴病变。

立法：养太阴，调厥阴。

处方：生晒参 10g，麦冬 30g，苏子 10g，莱菔子 10g，桃仁 10g，杏仁 10g，乌梅 20g，当归 10g，肉桂 10g，黄柏 5g，黄连 5g，细辛 10g，川椒 10g，制附片 10g，生甘草 15g，5 付，水煎服日 1 付，日 2 次。

针灸：大椎、肺俞刺络放血；肩井、天宗针罐；双侧：丰隆、阴陵泉、上巨虚、列缺、照海、天枢、脾俞、大肠俞、太冲、合谷。提插捻转手法，留针 30 分钟，1 次/周。

六诊 2016. 6. 20。

诸症减轻，针刺后即有排便，1～2 天 1 次，量少，仍有夜尿，咳嗽偶发，伴白黏痰。舌暗苔薄白，脉沉。

经络诊察如下：如图 90、图 91。

辨证辨经立法：同前，治法依前。

针刺：肺俞、脾俞、腰俞、腰阳关、中脘、天枢、大横、支沟、神门、阴谷、上巨虚、丰隆、阴陵泉。提插捻转手法，留针 30 分钟，1 次/周。

【按语】患者首诊以"腹痛"就诊，主要的伴随症状有咽部不利、咳嗽、便秘、口干、睡眠差，结合舌脉看，中焦不运，上焦有热，导致腹痛伴随咳嗽反复不愈，结合经络诊察提示患者肺、大肠、三焦经均有热，脾胃、肝胆寒像，治疗以二陈汤、四君子汤、六味地黄丸、大黄枳实汤等为方加减，针刺依此方法取穴，针刺后腹痛症状消失，咳嗽便秘症状也在减轻。到 6 月份患者 3 个月来间断治疗 5 次，自 3 月份治疗后腹痛未再发生，但大便与咳嗽未彻底治愈，经络诊察也观察到中

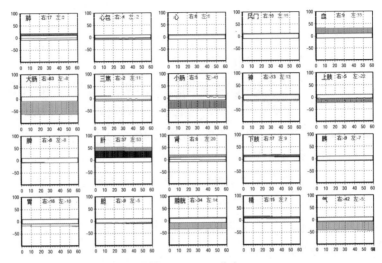

图90　姜某 2016.6.20 井穴 Rφ=174

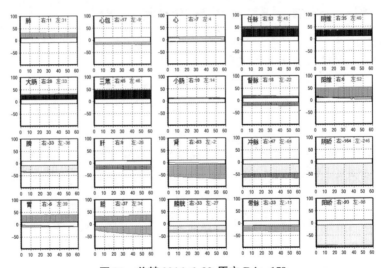

图91　姜某 2016.6.20 原穴 Rφ=159

焦脾胃肝胆明显好转，但井穴肝、原穴大肠、三焦仍有寒瘀，再次治疗注意调整背俞穴、腹部募穴为主，也嘱患者注意运动与调整情志。该患者提示我们在大便干、咳嗽等症除了关注肺与大肠还需要关注厥阴少阳经脉的变化。

3.10.2 腹痛伴月经延期

吴某，女，20岁，初诊时间2017.4.21。

主诉：左下腹部疼痛反复发作10余年。

现病史：10年来反复发作左侧下腹痛，在医院就诊检查后诊断为肠痉挛，近两年在英国留学经常饮冷，腹痛症状加重发作频繁，近1个月月经延后7天量少无痛经，后半夜2点入睡且噩梦多，手足心热，纳可二便调。舌胖大，暗红苔白略腻，脉细双寸大。

过去史：平时自觉压力大，容易焦虑，腰酸2个月。

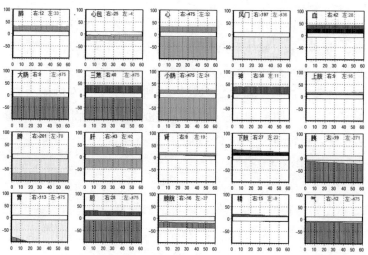

图92 吴某2017.4.21 井穴 Rφ=176

辨证辨经：上实下虚。

立法：健运中焦，清上养下。

111

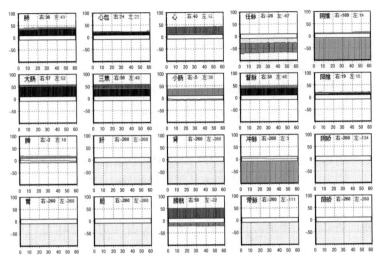

图93　吴某 2017.4.21 原穴 Rφ=298

处方：柴胡 10g，黄芩 10g，酸枣仁 15g，川芎 10g，知母 10g，茯神 15g，麸炒枳壳 10g，赤芍 15g，甘草 10g，7 剂，水煎服，日 1 剂，日 2 次。

针灸：百会、神庭、双风池、中脘、关元。左侧的少海、神门、太冲、阴陵泉、三阴交。右侧的曲池、足临泣。提插捻转手法，留针 30 分钟，1 次/周。

二诊 2017.4.28。

针药后未发作腹痛，紧张感减轻，睡眠时间提前到深夜 12 点左右，腰酸症状消失，纳可，二便调，口中和。舌暗红苔白腻脉弦滑，左关弱。

辨证辨经立法：同前。

处方：继服上方 7 付，水煎服，日 1 付，日 2 次。

针灸：百会、神庭、双风池、中脘、关元。左侧的尺泽、少海、内关、阴陵泉、地机、太冲。右侧的曲池、合谷、足三里、阳陵泉、绝骨、足临泣。提插捻转手法，留针 30 分钟，1次/周。

六诊 2017.5.27。

经过针药治疗，腹痛未见发作，近 1 周有胸痛感，左肋部略有不适，纳眠可，二便调。舌红苔白略腻，脉弦滑右关弱。

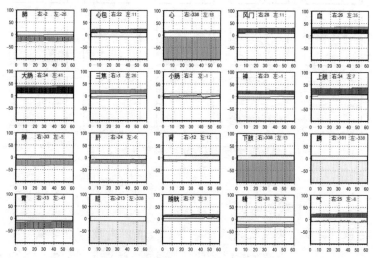

图94 吴某 2017.5.27 井穴 Rφ=238

辨证辨经：少阳证。

立法：调畅少阳。

处方：柴胡 10g，黄芩 10g，当归 10g，川芎 10g，赤芍 10g，生地 15g，枳壳 10g，苁蓉 30g，乌梅 30g，甘草 10g，7剂，水煎服，日 1 剂，日 2 次。

针灸：百会、神庭、双风池、中脘、关元。左侧的尺泽、少海、内关、阴陵泉、太溪。右侧的曲池、合谷、足三里、阳陵泉、丘墟。提插捻转手法，留针 30 分钟，1 次/周。

【按语】患者以"肠痉挛"反复发作就诊，伴有月经不

113

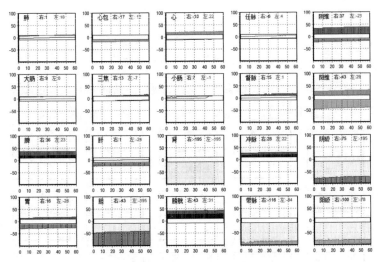

图95 吴某 2017.5.27 原穴 Rφ=377

调、失眠，舌脉提示以虚为主，经络诊察提示脾、胃、肝、胆偏虚，少阳三焦有瘀热，心经原穴有热、井穴有寒，给予养血安神，调畅少阳气机为法，酸枣仁汤与四逆散加用柴胡、黄芩。针灸中脘、关元、阴陵泉、三阴交健运中焦，少海、神门养心安神清热，太冲补肝之虚，曲池、足临泣清三焦热。二诊~五诊患者未见肠痉挛发作，治疗依前法方。六诊主诉胸痛、右侧肋部不适，经络诊察提示，患者脾、胃、肝虚损的情况有改善，胆经偏虚，肾经偏虚，针灸取穴依前方案不变，汤药给予柴胡、黄芩、四逆散枢转气机，乌梅四物养肝血，肉苁蓉补肾。患者年轻经过针药调整疗效好，经络诊察也有改变。

3.11 便秘

于某，女，48岁，初诊时间2016.4.3。

主诉： 便秘十余年。

现病史： 患者自幼排便不畅，需辅用开塞露。伴反复发作下巴湿疹，月经前容易发作，易疲劳，怕冷喜饮热，手足温，双目干涩。舌淡红苔薄，脉沉弱，左关尺弱右关弱。

过去史：左耳石症病史，劳累食咸后发生，余无特殊。

经络诊察：如图96、图97。

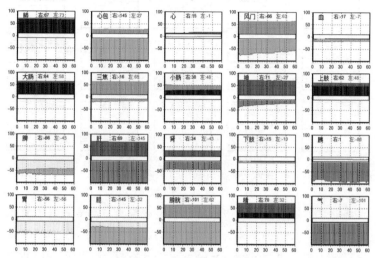

图96　于某 2016. 4. 3 井穴 Rφ = 474

诊断：便秘。

辨证辨经：肝肾不足，脾虚不运，肺大肠郁热。

立法：滋补肝肾，健脾化湿，清解肺与大肠。

处方：明目地黄丸1袋/中午饭后服用。

针灸：左侧的尺泽、太渊、阳陵泉、三阴交、太白、大陵；右侧的曲池、阳池、外关、中渚、阳陵泉、京骨、丘墟。提插捻转手法，留针30分钟，1次/周。

医嘱：嘱患者每天要运动2小时以上。

【按语】

该患者自幼便秘，且伴有乏力、双目干涩等症状，舌淡红

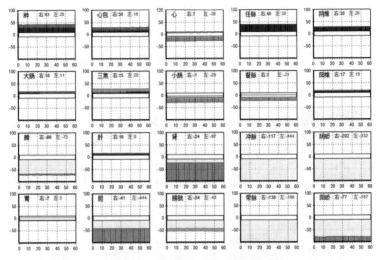

图 97   于某 2016.4.3 原穴 Rφ = 187

苔薄脉沉弱、左关尺弱右关弱，经络诊察提示患者井穴能量值远低于原穴，追问患者为技术工作，办公室久坐较长，平日没有运动，因此患者井穴经络状态差，结合原穴、舌脉症，患者为本虚，常年便秘，主要病机关键应是脾虚不运化，导致肺与大肠瘀堵，双目干涩与肝肾虚损有关，容易乏力与脾虚湿盛、下焦经脉虚损有关。治疗以补益肝肾健运脾土清解肺与大肠为法，明目地黄丸滋补肝肾清解上焦热，针灸取尺泽、太渊、阴陵泉、三阴交、太白、健脾清解太阴肺，大陵清解厥阴热；曲池清大肠、阳池、丘墟、阳陵泉温养少阳，外关、中渚从少阳助大肠清解，京骨温通太阳。并嘱患者运动增加经络能量。

3.12 胃脘痛

3.12.1 胃痛伴头痛咳嗽

王某，男，35岁，初诊时间 2016.3.14。

主诉：胃脘疼痛反复发作 3 年余。

现病史：3 年来时常胃脘痛伴胃部怕凉，食冷后症状加重，无恶心呕吐，无腹胀，近 3 日有外感主要见后头部紧张性疼痛，轻度咳嗽，咽部异物感，汗多，食欲较前差，无口干口渴，眠可，大便 2 次/日，成形，食冷后大便溏，小便可。舌淡苔白，脉细无力。

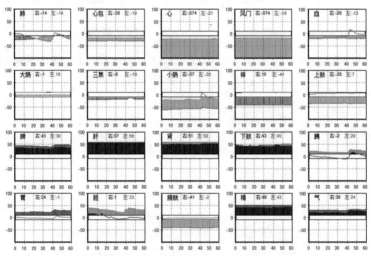

图98　王某 2016. 3. 14 井穴 Rφ = 148

诊断：胃脘痛。

辨证辨经：木寒土热，三焦、心有热。

立法：温木建中清热。

处方：中脘、关元；左侧的少海、神门、内关、太冲（灸）、隐白、三阴交、阳陵泉（灸）。右侧的外关、中渚、合谷、手三里、丘墟（灸）、阳陵泉、足三里。提插捻转手法，留针 30 分钟，1 次/周。

二诊 2016. 4. 25。

一诊针刺后患者外感症状即刻消失，近一段时间胃脘痛偶

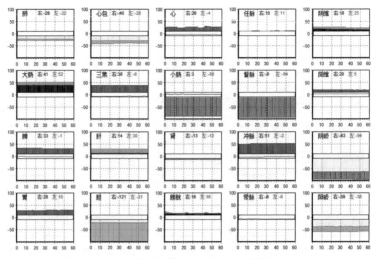

图99　王某2016.3.14井穴原穴 Rφ=186

发作，纳眠可，二便调。舌淡苔白略腻，舌尖红，脉弦无力，双尺无力。

辨证辨经立法：同前，继续温木建中清热。

处方：中脘、关元。左侧的少海、神门、内关、太冲（灸）。右侧的外关、丘墟（灸）、阳陵泉、足三里。提插捻转手法，留针30分钟，1次/周。

【按语】患者以胃脘痛为主诉就诊，遇冷后症状加重且大便溏，伴有咳嗽、汗多、后头痛，舌淡苔白，脉细无力，从舌脉上看属于虚象，经络诊察提示肝胆木寒像，脾胃有热，少阴心原穴热像井穴寒像，少阳三焦原穴热像，特别是井穴风门寒像、肾与膀胱寒像，外感寒邪可以从经络验证。因此在治疗上一方面温通温补肝胆木为主，畅通枢机，另一方面清解少阴心与少阳三焦热。二诊患者外感舌脉有改善，治疗仍以前法为主。此案例提示患者胃脘痛不一定是病变部位就在脾胃，木寒枢机不利需要正确理解。

3.12.2 胃痛伴痤疮

赵某,男,34岁,初诊时间首诊2016.3.1。

主诉:间断性胃脘部疼痛3个月。

现病史:近3个月反复发作胃痛,餐后胃胀、嗳气,无反酸烧心,面色暗,面部、后颈部、后背反复发作痤疮,个别痤疮红肿有脓头,纳可二便调,眠多梦。舌尖红苔薄白,脉双寸大,双尺略沉。

过去史:慢性鼻炎病史5年。慢性胃炎病史3年。

经络诊察:如图100、图101。

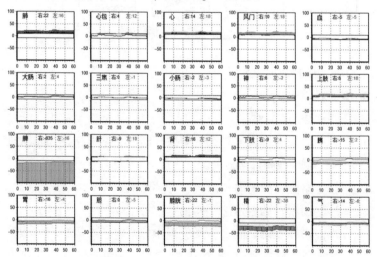

图100 赵某2016.3.1 井穴 Rφ=50

诊断:胃脘痛。

辨证辨经:脾胃虚寒,心肺有热。

立法:温中养胃,清解心肺之热。

处方:桂枝10g,白芍20g,蒲公英15g,车前子10g,杏

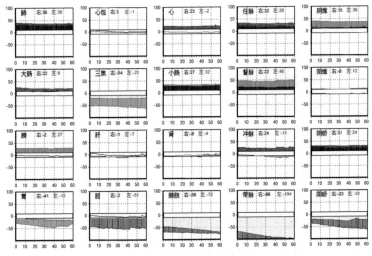

图 101　赵某 2016.3.1 原穴 Rφ=74

仁 10g，厚朴 20g，大枣 30g，生甘草 10g，5 剂，日 1 剂，水煎服，日 2 次。

二诊 2016.3.8。

近一周未出现胃痛，偶有胃胀，嗳气，梦多，乏力，大便 2 次/日，痤疮好转。

舌尖略红，脉滑右尺略沉，寸关略大。

经络诊察：如图 102、图 103。

辨证辨经立法：同前，继续温中养肝肾。

处方：姜半夏 5g，姜厚朴 5g，茯苓 10g，炮姜 5g，炒紫苏子 5g，甘草 5g，7 剂，日 1 剂，日 2 次，送服六味地黄丸 30 粒/次。

【按语】患者胃痛，伴胃胀、嗳气，面色暗，痤疮，舌尖红、双寸脉大。结合经络诊察提示提示体内上焦有热，中焦胃寒致枢机不利，治疗以桂枝汤为底方升阳养胃，加蒲公英、厚

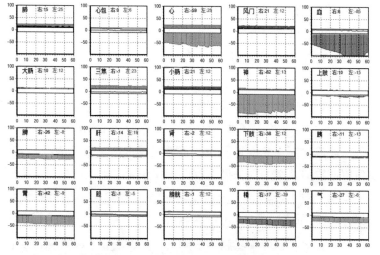

图 102　赵某 2016. 3. 8 井穴 Rφ＝52

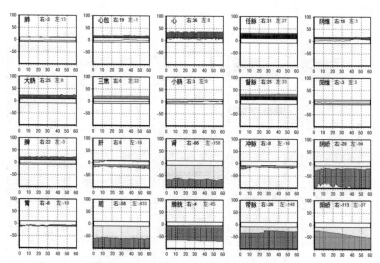

图 103　赵某 2016. 3. 8 原穴 Rφ＝64

朴、车前子等清热。二诊患者胃脘痛症状缓解，经络诊察提示

121

胃寒明显缓解，但中焦仍有寒，下焦有虚，予半夏厚朴汤温养健运中焦，并加用六味地黄丸滋补下焦之虚。

3.12.3 胃痛伴吐泻

赵某，女，49岁，初诊时间2016.1.3。

主诉：胃痛1个月余加重1周。

现病史：1个月来患者反复发作胃痛，1周前发生上吐下泻，急诊诊断为急性胃肠炎，静脉补液3天，未再发生吐泻，但胃部隐痛持续1周未见缓解，无腹胀无恶心无口干，伴头晕无头痛，双下肢怕冷，易乏力，梦多，情绪差，纳好，大便干，眠好。舌淡暗边尺齿痕苔薄白，脉沉弱。

过去史：多发甲状腺结节病史，妊娠期有血糖异常，现查胰岛素功能有糖耐量异常，饥饿后有头晕发作。

经络诊察：如图104、图105。

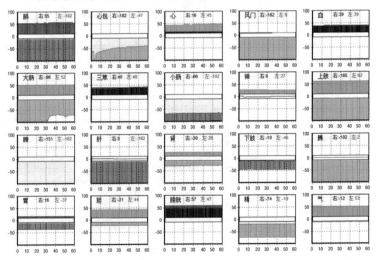

图104　赵某 2016.1.3 井穴 Rφ=398

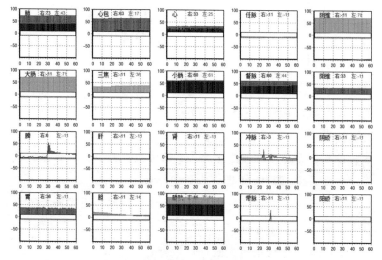

图 105　赵某 2016.1.3 原穴 Rϕ = 513

诊断：胃脘痛。

辨证辨经：少阳太阴证。

立法：和解少阳，健脾养肝祛湿。

处方：北柴胡 10g，枳壳 10g，赤芍 15g，茯苓 10g，白术 10g，生地 15g，甘草 10g，3 剂，水煎服，日 1 剂，日 2 次。

针灸：左侧的尺泽、列缺、鱼际、太冲、曲泉、阴陵泉（灸）。右侧的足三里（灸）、后溪（灸）、外关、中渚。提插捻转手法，留针 30 分钟，1 次/周。

二诊 2016.01.10。

针药后胃痛消失，受凉后不适症状消失，头晕消失，情绪明显好转，大便干，仍有双下肢怕冷，口干仍明显，月经延迟 5 天未潮，现有脐下疼痛。舌暗红苔薄少津，脉沉。

辨证辨经：考虑少阳证转阳明证。

立法：和降阳明。

123

处方：蝉衣 5g，僵蚕 10g，姜黄 10g，大黄 3g，桑白皮 10g，全瓜蒌 15g，7 剂，日 1 剂，水煎服，日 2 次。

【按语】患者以胃痛为主诉就诊，伴怕冷、大便干、情绪差、梦多，舌淡暗边尺齿痕苔薄白，脉沉弱。经络诊察发现井原穴肺有热，膀胱偏寒瘀，大肠寒，肝虚热、胆寒，考虑木气虚，气机不畅，脏腑经络不通，故用四逆散调畅气机，加茯苓、白术、赤芍、生地健脾胃、养阴清热；针灸清肺郁热，厥阴、少阳通络、调畅气机。二诊患者病情好转，大便干、口干、舌暗红少津，提示病情从少阳太阴转阳明，以升降散、桑白皮、全瓜蒌和降阳明。

3.12.4 胃痛伴痔疮失眠

孟某，女，34 岁，初诊时间 2016.7.24。

主诉：胃痛反复发作近 7 年。

现病史：近 7 年来反复发作胃痛，发作性隐痛伴打嗝，遇冷、食油腻后症加重，无腹胀，腹部有气窜感，矢气少，少腹冷，怕冷，手温足冷，口干渴，无口苦，性急躁，两肋偶发疼痛，纳可，大便干，1 次/2 日，服用乳酸菌类药物则大便 1 次/日，眠差，后背时有不适。舌尖红苔白腻；脉滑数。

过去史：痔疮病史，近 1 个月反复便血；有痛经史，月经无规律，量可，色黑。

经络诊察：如图 106、图 107。

诊断：胃脘痛。

辨证辨经：太阴虚像，少阳少阴热像。

立法：养太阴、清少阴、解少阳。

针灸：百会、双风池。左侧的太渊、公孙、三阴交、阴陵泉、神门、曲泽、太冲；右侧的外关、中渚、曲池、手三里、

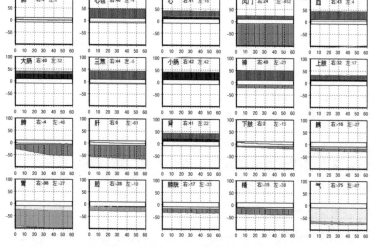

图106 孟某 2016. 7. 24 井穴 Rφ＝184

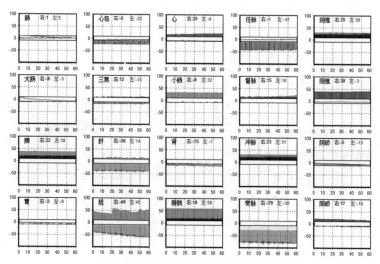

图107 孟某 2016. 7. 24 原穴 Rφ＝364

足三里、后溪、阳陵泉、足临泣。提插捻转手法，留针 30 分钟，1 次/周。

二诊 2016.7.31。

胃脘疼痛减轻，少腹痛泻后减轻，偶打嗝，近期出差，有疲劳乏力，咽喉不适，轻度恶心感，纳食不香。舌尖红苔白略腻裂纹，脉沉弱双寸略浮。

辨证辨经立法：同前。

针灸：百会、双风池、气海、关元（灸）；左侧的尺泽、阴陵泉。右侧的曲池、外关、中渚、足三里。提插捻转手法，留针 30 分钟，1 次/周。

六诊 2016.8.21。

连续每周治疗，现胃痛偶发作，无打嗝腹胀，仍有少腹怕冷感。昨日不明因连续腹泻 4 次，稀水样，泻后无不适。眠差好转，夜尿 3 次/日，口干渴无口苦，纳可，二便调。舌淡红舌尖红，脉沉细弱。

辨证辨经立法：同前。

针灸：百会、双风池、气海、关元（灸）；左侧的少海、神门、阴陵泉、公孙、筑宾、行间；右侧的曲池、外关、中渚、阳陵泉、丘墟、足临泣、足三里、束骨。提插捻转手法，留针 30 分钟，1 次/周。

【按语】患者以胃痛为主诉进行就诊，遇冷加重，主要伴随症状少腹冷，怕冷，大便干便血，睡眠差，后背不适等，舌尖红苔白腻，脉滑数，辨证为太阴脾胃虚寒不运化，经络诊察提示阳明大肠有瘀热、三焦、心、心包热，可以解读患者的大便干有血、睡眠差等，治疗调整太阴、阳明、少阳为主。二诊患者症状缓解，治疗原则不变。连续治疗到了六诊患者症状缓解明显，复查经络诊察提示患者大肠经、心经、心包经、三焦

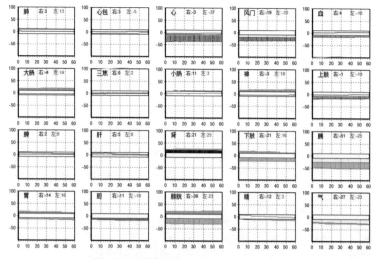

图 108　孟某 2016.8.21 井穴 Rφ=142

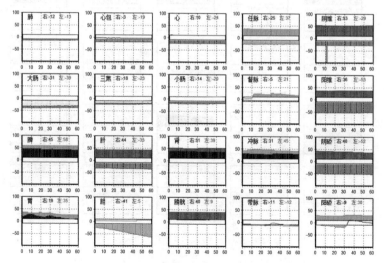

图 109　孟某 2016.8.21 原穴 Rφ=243

经的热像基本消失，脾、胃的寒像也有减轻，结合脾胃的原穴

127

有寒瘀，肝肾有热，继续沿用前法方，调整取穴治疗。

3.13 月经不调

3.13.1 月经延期

潘某，女，40岁，初诊时间2015.1.11。

主诉：反复发作带经时间时间长（10天）7年余。

现病史：7年前产后出现带经时间长（10天）。头3~5天量多色正常，之后白带带血持续10天左右尽，月经周期28天，经期伴少腹胀，纳可便溏，手足温，口中和。舌红苔薄白略腻；两寸浮大左关弱双尺弱。

过去史：19岁患乙肝住院治疗后现为小三阳，肝功正常。余无殊。

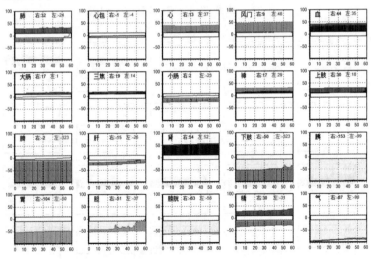

图110　潘某2015.1.11 井穴 Rφ=248

辨证辨经：下焦虚损，中焦不运，任督冲带脉不足。

立法：健运中焦，温养下焦，清心泻肺。

针灸：百会、双风池、上中下脘、气海、关元（灸）；左

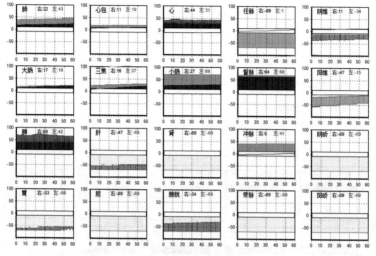

图111 潘某 2015.1.11 原穴 Rϕ=779

侧的尺泽、大陵、阴陵泉、三阴交、太冲、商丘、公孙
（灸）。右侧的手三里、外关、后溪（灸）、阳陵泉、足临泣、
内庭。提插捻转手法，留针30分钟，1次/周。

【按语】患者月经不调，主要表现月经带经期长，伴随少
腹胀、便溏，舌脉提示脾肾虚为主，从经络诊察提示患者肝脾
肾虚损明显，肝主血，脾统血，肾气与天癸密切相关，患者三
脏都呈现虚损的状态，带经期长，关尺脉偏弱也可与辨证图对
接，患者上焦有热，肺热明显，可见两寸脉大，患者任督冲带
脉均有虚损，患者病程较长，虽然年仅40岁但经络诊察提示
原穴能量值低，内脏阻塞严重。治疗以左取阴经、右取阳经，
健脾调肝兼调任督冲带脉。通过经络诊察可以判断患者的实际
状态，补充症舌脉给予的信息。

3.13.2 月经量少

王某，女，27岁，初诊时间2016.2.18。

主诉：月经量少3个月。

现病史：近3个月月经量少，色暗，伴眠差梦多，晨起口苦，夜间口干，饮水后全身以面部为主见肿胀，平素急躁易怒，偶有胸痛，纳可，二便尚可，大便黏腻，每日1次。舌红苔薄白。脉弦细。

过去史：体健。

经络诊察：如图112、图113。

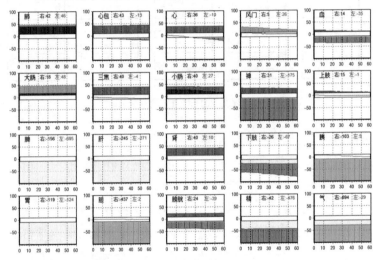

图112　王某 2016.2.18 井穴 Rφ=124

辨证辨经：中焦不运，下焦虚损有热，热扰心神。

立法：健脾祛湿，补益下焦，清心安神，清泻少阳。

针灸：百会、四神冲、双风池；左侧的尺泽、阴陵泉（灸）、三阴交、内关、大陵、神门、太冲；右侧的手三里、曲池、外关、中渚、阳陵泉（灸）、足临泣。提插捻转手法，留针30分钟，1次/周。

耳穴压豆：神门、心、肝、肾、脾、内分泌、三焦，每日

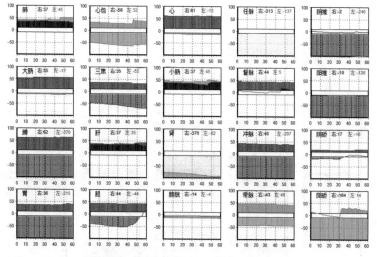

图 113　王某 2016. 2. 18 原穴 Rφ = 220

按压 3～5 次，每次 5 分钟左右。

二诊 2016. 2. 21。

今日月经至，月经量稍增多，少腹疼痛不适伴下坠感，畏寒腰酸，面部及全身肿胀好转，大便每日 1～2 次，便黏有改善，睡眠好转，晚睡后易耳鸣。舌红苔薄白，脉弦细。

辨证辨经立法：同前。

针灸：百会、四神冲、双风池；左侧的尺泽、大陵、内关、神门、阴陵泉（灸）、三阴交、太冲（灸）、曲泉（灸）；右侧的手三里、曲池、外关、中渚、阳陵泉（灸）、足临泣。提插捻转手法，留针 30 分钟，1 次/周。

九诊 2016. 4. 22。

针后月经量逐渐增加，少腹不适减轻，怕冷腰酸消失，面部肿胀近乎消失，针后昨日针后排气不断，时有少腹胀。舌淡红苔薄白腻，脉沉弱。

经络诊察：如图 114、图 115。

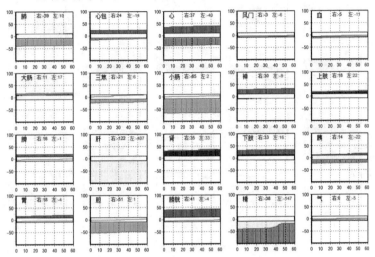

图 114　王某 2016.4.22 井穴 Rφ＝202

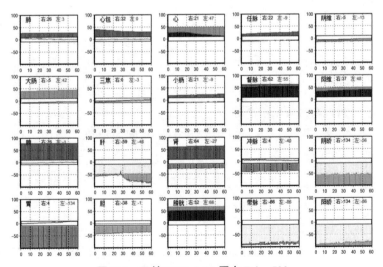

图 115　王某 2016.4.22 原穴 Rφ＝502

辨证辨经立法：经过 8 次治疗，症状逐渐缓解，中焦能量增强，上焦热减，肝胆仍虚，督脉、膀胱经瘀塞，治疗以调督脉为主。

针灸：陶道、身柱（灸）、胃俞、至阳（灸）、三焦俞、外关、足临泣。提插捻转手法，留针 30 分钟，1 次/周。

【按语】患者以月经量少就诊，从经络诊察提示，患者肝经、肺经、小肠经有堵塞情况，肝脾肾偏虚，且有虚热，肺经有寒，因此治疗上先从太阴经、阳明经为主健运中焦，少阳经外关、中渚、足临泣清热。二诊症状缓解，治疗思路不变，随症加减至九诊复查经络提示肾经、督脉、膀胱经、阳维脉有堵塞情况，肝胆虚像，治疗取背俞穴之胃俞、三焦俞健脾胃，外关、足临泣清热并防艾灸引起少阳火。由两个前后经络诊察图提示患者月经量少，任督冲带都有异常，第二次经络诊察随着症状缓解任脉、冲脉也有变化。

3.14 不孕

马某，女，39 岁，初诊时间 2016.4.6。

主诉：不孕 3 年。

现病史：自 2013 年未避孕至今未怀孕，2013 年做输卵管造影未见异常，2014 年、2015 年连续两年做体外胚胎植入均停孕，今年年初发现有黄体囊肿，经潮后前几天色鲜红，后期有黄色分泌物，口腔易发溃疡，手足冷，易急躁，体偏胖。纳可二便调，舌淡暗苔薄白，脉沉。

过去史：无特殊。

经络诊察：如图 116、图 117。

辨证辨经：中焦不运，下焦虚损，少阳有热。

立法：健脾祛湿，养肝解少阳。

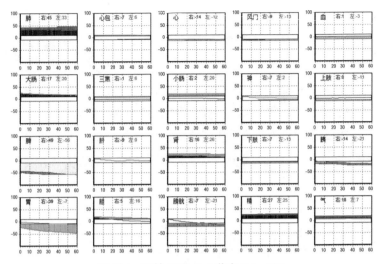

图116   马某2016.4.6 井穴 Rφ=174

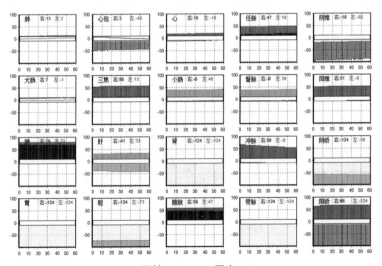

图117   马某2016.4.6 原穴 Rφ=531

处方：茯苓10g，白术10g，泽泻10g，当归10g，赤芍

15g，川芎 10g，地黄 15g，北柴胡 10g，枳壳 10g，甘草 10g，7 剂，水煎服，日 1 剂，日 2 次。

针灸：太冲、太白、太渊、尺泽、复溜、三阴交、阳陵泉、丘墟。提插捻转手法，留针 30 分钟，1 次/周。

三诊 2016.06.19。

服汤药后口腔溃疡较前明显减轻，发作次数减少，发作后也能很快愈合。经期容易急躁，大便 1 次/日，端午后手足心热，无头晕痛，无口干，略见少腹胀，体力好转，眠稍差。舌淡红苔薄；右寸滑大关尺弱，左弦细。

经络诊察：如图 118、图 119。

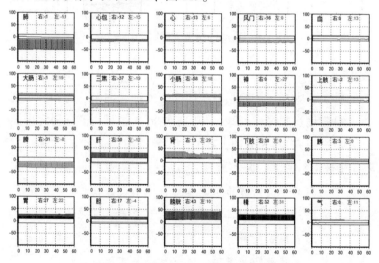

图 118　马某 2016.6.19 井穴 Rφ=145

辨证辨经立法：脾胃明显好转，现以肝胆肾虚为主，督任冲带也好转，心肺三焦有热。治疗继续补益肝胆，清解少阳心肺热。

处方：栀子 15g，柴胡 10g，黄芩 10g，生地黄 30g，桑白

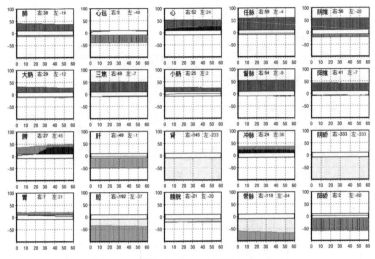

图 119   马某 2016.6.19 原穴 Rφ=241

皮 15g, 生甘草 10g, 7 剂, 水煎服, 日 1 剂, 日 2 次。

针灸: 太白、阴陵泉、三阴交、太冲、曲泉、公孙、足临泣、足三里、尺泽、列缺、神门、少海, 每日用磁圆梅针敲上述穴位, 每穴 3~5 分钟, 日 1 次。

【按语】患者以不孕就诊, 舌脉症看属于中焦不运下焦虚损少阳三焦有热的寒热错杂兼气郁, 以四逆散畅达气机, 当归芍药散养血祛湿健脾。二诊患者症状有改善, 继续依前法方治疗。三诊患者症状缓解明显, 经络诊察提示肺、脾的淤堵基本消失, 脾、胃寒像明显缓解, 肝胆肾异常为主, 治疗仍以调整太阴为主线, 养肝胆肾清心肺热为主。患者每周自外地到京调整 1 次用药, 在 8 月份怀孕来年产 1 女。

3.15 痹证

3.15.1 落枕

王某, 男, 36 岁, 初诊 2016.7.17。

主诉：颈部不适活动受限 10 天。

现病史：近十天受凉后致颈不适，抬头、转头、翻身受限，伴疼痛，喜按，喜暖，纳可，二便调。舌胖大红苔薄；脉滑左关弱。既往体健。

经络诊察：如图 120、图 121。

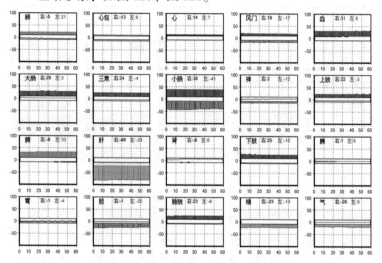

图 120　王某 2016.7.17 井穴 Rφ=108

诊断：落枕。

辨证辨经：寒邪侵袭经脉。

立法：温宣通经脉。

治疗：左侧的尺泽、列缺、阴陵泉、太冲；右侧的阳池、京骨。在阳池与京骨用提插捻转手法，同时嘱患者活动颈部，留针 30 分钟，针后症状近消失。

【按语】该患者年轻男性的经络图中井穴的能量值为 108，原穴中的能量值为 75，经络能量值都很高提示经络相对畅通。经络诊察在井穴提示手太阴肺经偏寒，足太阴脾经偏寒，足厥

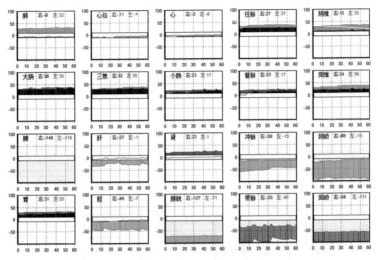

图 121　王某 2016. 7. 17 原穴 Rφ=75

阴肝经阴阳俱不足偏虚寒，精与气偏虚寒；在原穴提示手太阴肺偏寒，足太阴脾阴阳俱虚，足厥阴肝偏虚寒，手少阳三焦偏寒瘀，足太阳膀胱阴阳俱不足虚寒像明显。该患者为颈部经筋病，其颈部活动受限、疼痛、喜按喜暖等症状提示病机局部经脉阻滞，左关脉弱，经络诊察提示厥阴肝虚寒，手足太阴虚寒且有寒湿，少阳三焦、太阳膀胱寒像，因此取穴手足太阴、厥阴肝、少阳三焦、足太阳膀胱原穴，并嘱患者行针时活动颈部，疗效立竿见影。

3. 15. 2　颈椎病

杨某，女，39 岁，初诊 2017. 1. 15。

主诉：左颈肩不适反复发作 5 年余。

现病史：5 年来反复发作左颈肩不适，颈肩僵硬感，活动不受限，晨起伴有左手小、无名指、中指麻木，每次发作持续十余分钟，起床后活动后缓解，伴头痛，疼痛部位在双太阳穴，后头部，无头晕，怕冷，手足心热，口中和，胃有时不适，食冷食多后胀满，大便可，1次/日，眠少（凌晨12：00—早上06：30），有痛经，有血块，色鲜红，量多。

舌淡红胖大苔薄；脉滑右寸大关尺弱。

过去史：无特殊。

经络诊察：如图122、图123。

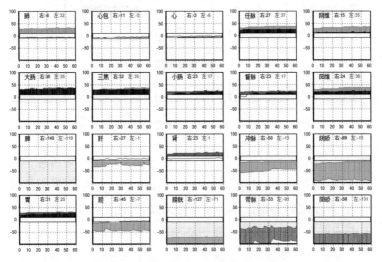

图122　杨某2017.1.15井穴 Rφ=116

诊断：项痹。

辨证辨经：寒湿邪痹阻经脉。

立法：祛寒除湿，温养经脉。

针灸取穴：左侧的尺泽、后溪（灸）、手三里、手五里、阴陵泉、三阴交、太冲；右侧的外关、中渚、足三里、阳陵泉、足临泣、丘墟（双），捻转提插补泻手法，每周1次，留针30分钟。

【按语】患者主症为左肩不适及手指麻木，有明显颈椎压

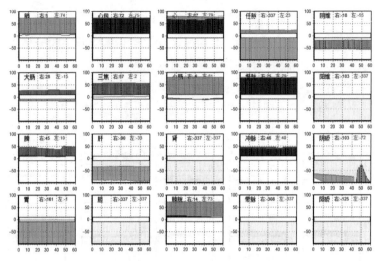

图123 杨某 2017.1.15 原穴 Rφ=239

迫症状，病史5年，伴头痛、手足心热、怕冷、胃不适、痛经。经络检测提示井穴的能量值为116，原穴中的能量值为239，能量值都较高。井穴诸经虚寒像为主，原穴手太阴肺经寒积比井穴更加明显。手厥阴心包、手少阴心、督脉偏寒热错杂呈现寒邪瘀堵状态。手阳明大肠、足太阴脾三经偏热，结合井穴，提示该两条经为内热外寒之像。足肝胆肾胃井原穴均寒，足太阳膀胱井原穴均寒，在原穴寒像更明显。手太阳小肠在原穴寒像较井穴明显，手少阳三焦在原穴呈现热像，冲脉偏瘀热，阴阳跷脉、带脉、阳维脉阴阳俱虚。舌淡红胖大苔薄；脉滑右寸大关尺弱。综合症舌脉及经络检测结果，辨证为寒湿邪痹阻筋脉，温养左侧手太阴、太阳、阳明为主，兼补益足阳明、厥阴、少阳。取穴尺泽、阴陵泉太阴原穴，调养太阴，祛除太阴湿邪。温针灸后溪，温通手太阳，祛寒荣筋。手足三里、手五里养阳明气血，阳陵泉、太冲养肝胆。外关、中渚清解手三焦热邪。

3.15.3 肩痹

王某，男，60 岁，初诊 2016.5.15。

主诉：双肩疼痛 5 年余，加重 20 余天。

现病史：5 年来双肩疼痛，反复发作，右肩重，伴颈部僵硬感，手足温，无头晕、头痛，口干无口苦，无腹胀，纳可二便调。

既往体健。舌暗苔白略腻；脉弦。

经络诊察如下：如图 124、图 125。

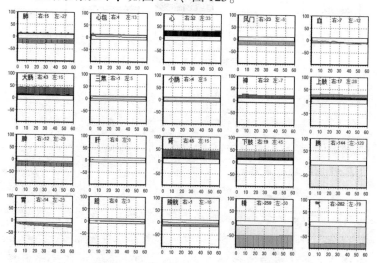

图 124　王某 2016.5.15 井穴 Rφ=110

诊断：肩痹。

辨证辨经：少阴阴虚不足，寒湿痹阻太阴、厥阴。

立法：调养足三阴经，温通太阳。

针灸取穴：左侧的尺泽、列缺、阴陵泉、太白、公孙、太冲、蠡沟、大陵、神门、少海、复溜、涌泉。右侧的后溪

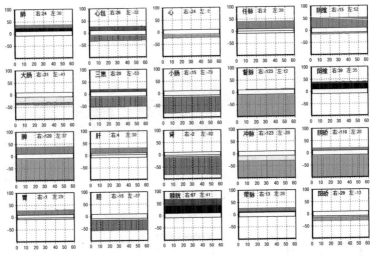

图125 王某 2016. 5. 15 原穴 Rφ = 246

（灸）、京骨（灸）。提插捻转手法，每周1次，留针30分钟。

【按语】经络诊察图显示，该男性的经络图中井穴的能量值为110，原穴中的能量值为246，井原穴能量值均较高，提示患者经络状态较好。

经络检测井穴以上下肢寒像，气、精、胰阴阳能量均不足，其他均在正常范围。原穴手足太阴寒像，少阴肾、太阳小肠、手足少阳均以阴精不足。原穴代表全身脏腑能量，结合井穴提示的气精胰阴阳能量不足，提示患者全身气阴已经有虚损。任脉、阴维寒邪堆积，督脉、冲脉、阴阳跷均为阳不足。

患者双肩部疼痛反复发作，属中医"肩痹"范畴，临床认为风、寒、湿三气至而为痹。肩部为多经所过之处，肺经、大肠经、小肠经、少阳均过肩部。肺经过肩前，大肠经过肩前外侧，三焦经过肩外侧，小肠经过肩后侧。《素问·上古天真论》："男子七八，肝气衰，筋不能动"。此患者发病时约55

岁，正处"七八"之时，筋失濡养，一旦风、寒、湿邪入侵经脉，则肩痛缠绵难愈。经络诊察提示患者阴精已经不足，而且以奇经八脉穴位，以原穴的改变为主。患者症状表现仅是双肩与颈部不适，但经络诊察提示患者很多经脉的异常，尤其是代表脏腑功能的原穴异常为主。另外提示奇经八脉是手足十二正经的能量补充或者储存的地方，给我们提示就是在手足十二经脏腑功能出现变化之前可能奇经八脉会提前出现变化。

3.15.4 颈、腰椎病

张某，女，60 岁，北京人。初诊 2015.6.28。

主诉：颈腰不适 5~6 天。

现症见：近 5~6 天颈腰不适，在当地医院诊断为颈腰椎退行性改变，伴随胃不适，眠梦多，纳可，大便 1 次/日，无口干口渴。舌红苔白厚腻。脉沉滑，右关弱。

既往史：右膝不适 15 年，未诊治，余无特殊。

经络诊察如下：如图 126、图 127。

诊断：痹证。

辨证辨经：气血双亏，寒邪闭阻经脉。

立法：补益气血，温通经脉。

针灸处方：头针：百会、四神聪。腹针；上、中、下脘，气海、关元（灸）。左侧的尺泽、阴陵泉、太冲（灸）、复溜、少海、神门、太渊（灸）；右侧的曲池、合谷、阳池、足三里、束骨。提插捻转手法，每周 1 次，留针 30 分钟。

二十二诊 2015.9.24。

针灸治疗近 3 个月，颈腰膝关节疼痛好转，睡眠眠好转，梦渐减少，纳好，大便溏泻，舌红苔白厚腻。脉滑数。

经络诊察如下：如图 128、图 129。

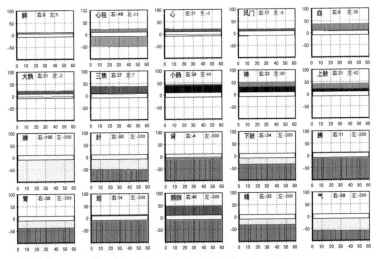

图 126　张某 2015.6.28 井穴 Rφ=168

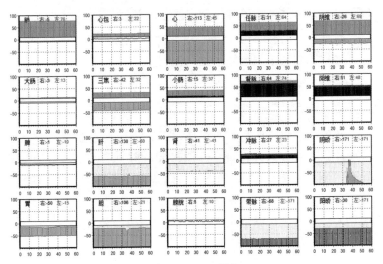

图 127　张某 2015.6.28 原穴 Rφ=418

辨证辨经：经过治疗后气血得养，上焦有热。

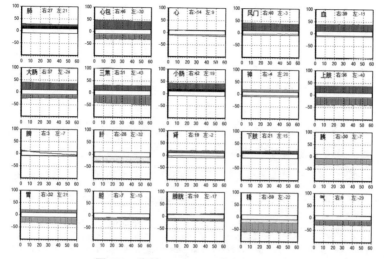

图 128　张某 2015. 9. 24 井穴 Rφ = 247

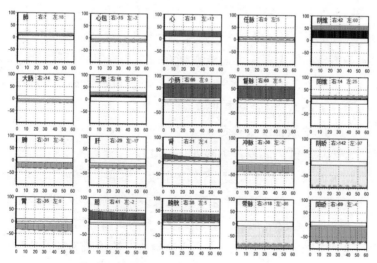

图 129　张某 2015. 9. 24 原穴 Rφ = 372

立法：继续调补气血，温通经脉，注意养阴。

针灸处方：四神冲，上中下三脘、气海、关元；左侧的尺泽、内关、神门、少海、阴陵泉、三阴交、太冲、复溜；右侧的手三里、外关、中渚、后溪、阳池、足三里、束骨；灸阴陵泉（左）、后溪、阳池（右）。提插捻转手法，每周1次，留针30分钟。

【按语】首诊患者右膝、颈、腰部疼痛，属于痹证的范畴，伴见睡眠梦多、胃不适，舌红苔白厚腻，脉沉滑提示患者有寒湿、有内热，脉右侧关弱，提示脾胃气不足。经络检测提示原穴以虚、寒为主，井穴以虚、热为主，应用左阴右阳针法结合艾灸关元，温元阳、祛脏腑之寒，升阳气，清解少阳之虚热。经过治疗后诸症皆有减轻，舌苔、脉象较前也有改善，经络检测可以看出井穴的虚热有改善，原穴的虚寒、虚损情况也有明显的改善。特别提示患者的井穴中的上下肢与原穴的任督脉改变很多，提示督脉为一身之阳，当阳气充沛，颈腰椎膝关节等疼痛减轻或者消失，睡眠也好转，足阳明胃的状态也好转。该病案提示患者虽然年过六旬，经络检测提示气血双亏，但治疗正确可以让经络有非常大的改变。

3.15.5 腰椎管狭窄症

栗某，男，68岁，初诊2016.7.13。

主诉：左侧腰疼反复发作10余年，加重1月余。

现病史：左侧腰部十余年来反复发作疼痛，劳累后加重。近1个月左侧腰痛加重，活动受限，弯腰下蹲等均不能，连续行走1千米疼痛难忍。体胖，就诊当地医院诊断为椎管狭窄。右手臂时有麻木，久坐后肩胛骨痛。纳可，时有餐后胃胀，头目不清，口干苦，有头汗。大便黏滞不爽，1次/日。舌淡红苔薄黄略腻，舌下静脉瘀曲，脉沉滑。

过去史：高血压病史 20 余年，最高 180/100mmHg，服用药物不详，现维持 130/70mmHg。糖尿病病史 10 余年，现空腹 7.5mmol/l，餐后 2 小时 9mmol/l。余未见异常。

诊断：痹证，腰椎管狭窄。

经络诊察如下：如图 130、图 131。

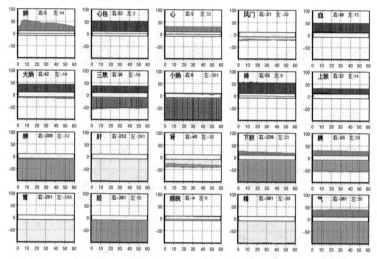

图 130　栗某 2016. 7. 13 井穴 Rφ = 225

辨证：寒湿痹阻少阳。

治疗：温养少阳。

取穴：温针灸腰阳关、环跳（右）、风市（右）、阳陵泉（右），提插捻转手法，每次 30 分钟，每周 2 次。

二十诊 2016. 9. 21。

经温针灸加休息后患者腰部活动好转，可下蹲，行走时间增加长，可以去颐和园连续行走六七千米，现在症有夜间盗汗，可湿床单与被套，空腹血糖 6～7mmol/l，血压 130～150/80～90mmHg，腰与右下肢仍有不适，眠可，纳差，餐后胃不

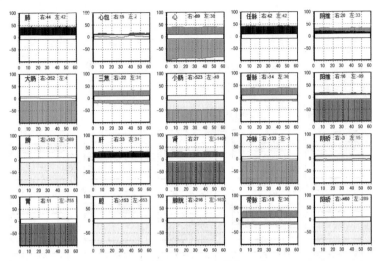

图 131   栗某 2016. 7. 13 原穴 Rφ = 55

适，口苦，大便干少。舌淡红苔薄黄略腻，舌下静脉瘀曲，脉沉滑。

经络诊察如下：如图 132、图 133。

辨证：少阳寒邪得以缓解，三焦有阴虚表现，上焦有热像。

治疗：继续温养少阳，兼养阴清虚热。

取穴：上方加左侧：大陵、行间、外关、中渚。提插捻转手法，每次 30 分钟，每周 2 次。

【按语】患者诊断为腰椎管狭窄，表现为腰痛下肢不适。通过经络检测提示，患者上焦有热下焦虚损，下肢、督脉、太阳膀胱经、少阳胆、阳明胃均表现寒像，阳气虚损。辨证为寒湿痹阻，通过温针灸少阳，患者症状缓解明显，督脉阳气升发，腰痛缓解，行走能力增强。选择少阳经的根据是患者行走不能，腰活动受限，考虑少阳枢转功能差，通过温针灸少阳胆

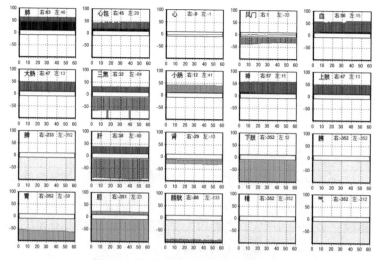

图 132　栗某 2016. 9. 21 井穴 Rφ=230

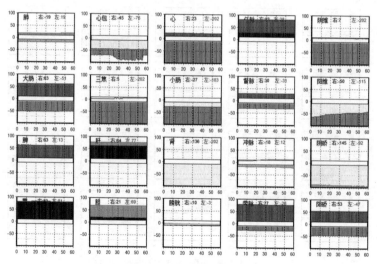

图 133　栗某 2016. 9. 21 原穴 Rφ=366

经，患者全身阳气提升别是督脉阳气恢复明显。但通过温针灸

149

少阳胆后，肺与大肠热、三焦心包等热明显增加，因此症状见夜间盗汗、大便干少、口苦等。通过这个病例体会，在选经选穴中除了考虑患者主诉症状，还要注意到温针灸少阳治疗容易引起上焦热像。

3.15.6 腰肌劳损

朱某，女，36 岁，初诊 2018.3.4。

主诉：腰部肌肉酸痛反复发作二年余。

现病史：二年来劳累后容易致腰部肌肉酸痛，在医院就诊查腰部 CT 未见异常，纳可，二便调。半月前感冒遗留眠差，易醒，多梦，口干无口苦无腹胀，月经量少，有痛经有血块。

舌暗红苔薄；脉滑大右关弱。

经络诊察如下：如图 134、图 135。

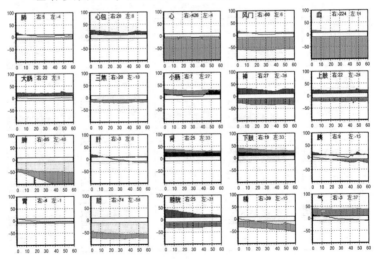

图 134　朱某 2018.3.4 井穴 Rφ=194

诊断：痹证。

辨证：阴虚阳亢，湿邪阻滞。

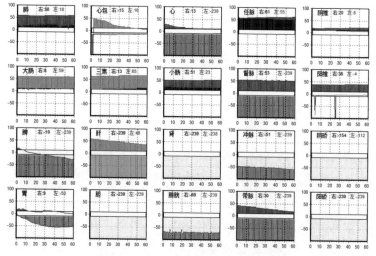

图 135　朱某 2018.3.4 原穴 Rϕ = 320

治疗：调畅太阴、太阳、少阳经脉。

取穴：百会、四神聪；左侧的尺泽、阴陵泉、太冲、太溪；右侧的手三里、阳池、阳陵泉、京骨（灸）。提插捻转手法，每次 30 分钟，每周 2 次。

【按语】该患者年轻女性，经络诊察中井穴的能量值为 194，原穴中的能量值为 320。井穴：足太阴脾经阴阳俱虚偏虚寒，足少阳胆经阴阳俱虚偏虚寒，风门偏虚寒，阴血虚象明显。

原穴：手太阴肺偏瘀热，手少阴心偏热，虚热象明显，手太阳小肠偏瘀热；手厥阴心包偏寒，手阳明大肠偏寒，手少阳三焦偏寒，足太阴脾虚热象明显，足厥阴肝偏寒，虚寒象明显，足少阴肾阴阳俱虚明显，足阳明胃偏虚热，足少阳胆阴阳俱虚明显，足太阳膀胱阴阳俱虚，虚热象明显，任脉偏瘀热，阴维脉偏热，督脉偏热，虚热象明显，阳维脉偏热，冲脉阴阳俱虚，虚热象明显，阴跷脉阴阳俱虚明显，带脉偏热，虚热象明显，阳跷脉阴阳俱虚明显。

综上，患者的经络诊察，在井穴主要表达的是太阴脾、少阴心、风门、阴血虚。井穴的提示符合患者的年龄与患者病的状态，而原穴问题多，表现少阳、厥阴为寒像。结合患者主证腰酸痛，劳累后加重，患者舌有郁热，脉为滑大右关弱。患者的腰痛主要考虑太阴脾运化无力，少阳枢转能力不足，厥阴寒像，生发之力差。而少阴肾与太阳膀胱阴阳也均衰，因此该患者从太阴入手调治，才能从后天补先天。外感后在井穴的风门有虚寒的提示，眠差与内有郁热有关，冲脉虚损、血虚也都很直观提示月经量少并由痛经。

3.15.7 腰椎间盘膨出

李某，女，25岁，初诊2017.8.13。

主诉：腰及双下肢反复发作疼痛7年加重2周。

现病史：7年前因打篮球受伤致腰4~5椎间盘膨出，遗留腰部及双下肢酸痛。劳累受凉后发作。X线查胸椎、腰椎有侧弯，2周前外感发热发作腰及双下肢疼痛，伴咳嗽有痰，口干，精神差，大便干，1次/2~3天。

过去史：睡眠障碍7~8年。痛经史10余年，月经13岁初潮，带经7天，周期30天，量可，色黑有血块。末次月经2017.7.16。余无特殊。

舌淡红苔白略腻；脉沉滑。

经络诊察：如图136、图137。

诊断：痹证。

辨证辨经：太阴肺阳明大肠经寒像、太阴脾热象，少阴虚热像、太阳膀胱阴阳俱不足，督任脉寒像。

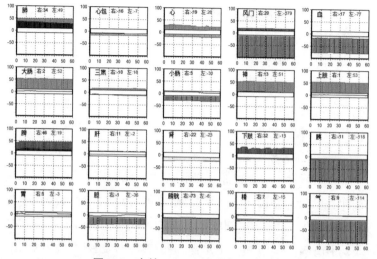

图136 李某 2017.8.13 井穴 Rφ=96

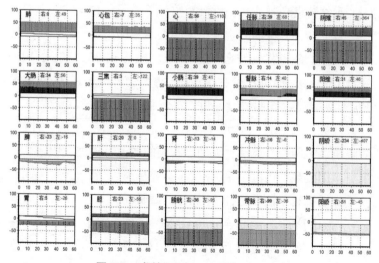

图137 李某 2017.8.13 原穴 Rφ=90

治则：温阳太阴、阳明、太阳，养肾清心。

153

处方：升降散加减。蝉衣 6g，僵蚕 10g，姜黄 10g，大黄 6g，栀子 10g，豆豉 10g，7 剂，日一剂，水煎服。

针灸：后顶、关元（灸）。左侧的尺泽、列缺（灸），少海、神门、复溜、阴谷、阴陵泉。右侧的曲池、手三里、合谷、京骨（灸）、足三里、临泣、后溪（灸）。提插捻转手法，每次 30 分钟，每周 1 次。

四诊 2017.9.3。

已经治疗三次，腰部及双下肢疼痛逐渐缓解，近 1 周未见发作，仍睡眠障碍，以入睡困难为主，睡眠时间为凌晨 2：00—上午 10：00，易饥饿，纳多，大便略干，1 次/日，小便调，口中和，手足温，2017.8.21 经潮，痛经仍在，量正常，月经后出现两侧腰痛，酸胀感。

舌红苔薄白根略腻；脉沉滑数，双关弱，右 > 左。

辨经辨证：少阳胆虚像，阳明大肠寒郁。

处方：酸枣仁汤与越鞠丸加减。酸枣仁 30g，川芎 10g，知母 15g，茯神 10g，生甘草 10g，香附 10g，栀子 10g，白术 30g，葛根 30g，7 付，日一付，水煎服。

针灸：头后顶，关元（灸）。左侧的尺泽、少海、神门、阴陵泉、三阴交、复溜、太冲。右侧的曲池、外关、中渚、足三里、阳陵泉、内庭、足临泣。

提插捻转手法，行针 30 分钟，每周 1 次。

【按语】患者主要症状为腰痛，遇寒加重，眠差，大便干，痛经。经络诊察提示太阴肺阳明大肠经寒像、太阴脾热象，少阴虚热像、太阳膀胱阴阳俱不足，督任脉寒像。应用升降散结合左阴右阳针法调整患者的全身气机，先使患者体内气机升降正常。左取太阴少阴，右取阳明太阳，太阳后溪、京谷加灸，以温太阳经气，治疗腰腿不适，加临泣以防灸火升少阳火。经治后患者腰腿痛好转，睡眠仍差，以酸枣仁汤安眠合越鞠丸调畅厥阴与太阴气机瘀滞。

3.15.8 腰椎间盘突出、腰椎管狭窄、膝骨关节病

李某，女，68岁，初诊2016.1.24。

主诉：腰腿痛反复发作20余年，加重5年。

现病史：20余年来腰及下肢反复发作疼痛，近5年加重，腰翻身活动受限，连续行走20分钟需要休息缓解腰及下肢疼痛。在某医院诊断为腰椎间盘突出伴腰椎管狭窄。伴双下肢沉重，双膝关节疼痛，无红肿热，核磁诊断膝关节韧带有劳损，在某医院给予玻璃酸钠注射关节腔治疗，并外敷中药，症状略缓解。眠可，纳可，二便调。

既往史：冠心病病史20余年，无心绞痛发作。糖尿病病史8年余，空腹血糖10mol/L以下，口服拜糖平50毫克，日3次；高血压病30年，最高达180/80mmHg，口服利血平1片，日1次，血压维持在130/68mmHg；肝硬化病史5年，口服护肝宁、茵三硫；20年前行脂肪瘤切除术，否认食物药物过敏史。否认家族病史。

舌红苔白略腻，脉滑大，左关弱。

经络诊察：如图138、图139。

诊断：痹证。

辨证辨经：气血虚衰，全身经脉郁滞。

治则：调畅太阴阳明经脉。

处方：党参10g，茯苓10g，生白术30g，甘草10g，黄芩10g，牛膝15g，柴胡10g，葛根30g，赤芍30g，伸筋草10g，7剂，日1剂，水煎服日2次。

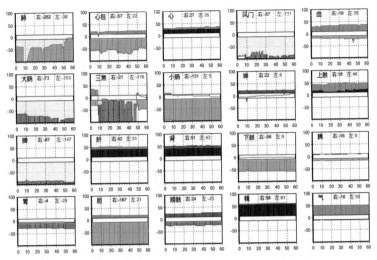

图 138　李某 2016.1.24 井穴 Rφ=278

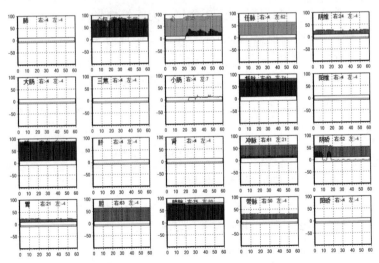

图 139　李某 2016.1.24 原穴 Rφ=1722

针灸：后顶。左侧的尺泽、阴陵泉、外膝眼；右侧的曲池、外关、中渚、足三里；双侧：后溪。提插捻转手法，行针30分钟，每周1次。

四诊2016.2.27。

针药3周后有腹泻，最多3~4次/日，伴腹部下坠，大便黏黑，腰及双膝关节疼痛缓解，腰可以自主翻身活动，口干无口苦，纳可眠好。舌红苔白略腻；右寸上鱼际，脉滑数。

辨经治法依前，加取腹针，加强脾胃功能，加大陵清厥阴心包热治疗口干，加取京骨加强太阳经脉能量。

针灸：腹针：上、中、下脘，气海（灸）、关元（灸）；左侧的尺泽、大陵、手三里、阴陵泉、太白、三阴交；右侧的足三里（灸）、京骨（灸）；双侧的后溪（灸）。提插捻转手法，行针30分钟，每周1次。

【按语】患者年近七旬，痹证病史20年，伴冠心病、高血压病、糖尿病等慢性病。经络诊察中井穴的能量值为278，原穴中的能量值为1722，井穴的能量值较高，原穴的能量值极低，井原穴能量值相差较大，提示内外经络阻滞严重，全身经脉经气虚损不通。本案例从脾胃经入手，调整后天之本，畅达手足十二经脉。针灸结合药物，针药后有腹泻排出黑黏粪便，症状逐渐减轻。

3.15.9 经前腰、膝酸痛

李某，女，44岁，初诊2016.4.27。

主诉：经前腰、膝酸痛反复发作5年。

现病史：近五年经前发作腰及双膝酸痛，伴乏力，汗出，心悸，纳可，眠可，偶头晕。末次月经2016.4.3，月经周期正常，量可。舌淡边有齿痕苔少；脉沉细。

经络诊察：如图140、图141。

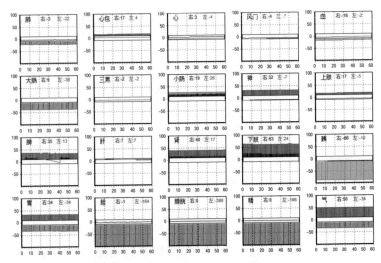

图 140　李某 2016.4.27 井穴 Rφ=215

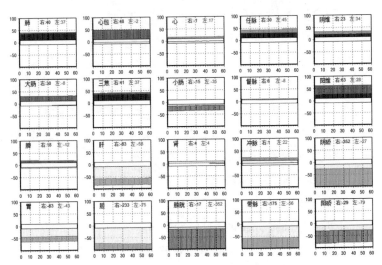

图 141　李某 2016.4.27 原穴 Rφ=230

诊断：痹证。

辨证辨经：阴精亏虚，经脉失养。

治则：养阴通络，调畅经脉。

针灸：太溪、复溜、太渊、神门、尺泽、阴陵泉；双侧取穴。提插捻转手法，行针30分钟，每周1次。

二诊 2016.5.9。

月经在5月1日经潮，针后腰及膝关节疼痛症状减轻，头晕心悸好转，乏力好转。舌淡红胖大苔薄，脉沉细。

辨证辨经：同前。

治则：同前。

针灸：上方加取右侧中渚、手三里。提插捻转手法，行针30分钟，每周1次。

三诊 2016.12.13。

患者因项背僵痛1个月加重1周来诊，询问之前腰及膝酸痛症状经过两次治疗后消失，至今未发作。1个月前因劳累出现项背部拘紧疼痛，受风寒症状加重，口干，偶有心慌，乏力，纳可，眠可，二便调。舌淡红苔薄白，脉弦细。

辨证辨经：寒邪侵扰。

立法：温阳通脉。

针灸：温针灸大椎，磁原梅针敲督脉。

【按语】该患者以经前腰膝酸痛为主诉，舌脉症提示患者为虚像。经络检测井穴的能量值为215，原穴中的能量值为230，两者的之间的能量值都较高，井原相差不大，内外经络较畅通。

井穴提示足少阳胆经、足太阳膀胱虚像，阴精虚像明显。原穴提示足阳明胃、足少阳胆、足厥阴肝阴阳俱虚，以阴不足为主；足太阳膀胱阴虚为主，任脉偏寒瘀，带脉阴虚像明显。

针对患者阴精亏虚选取肾与心原穴补益阴精，太渊益气养阴，治疗心悸、乏力，尺泽、阴陵泉调畅全身气机，提高阴精输布能力。

3.15.10 膝痹

刘某，女，57 岁，初诊 2016.6.19。

主诉：双膝关节疼痛 1 年余。

现病史：一年来双侧膝关节疼痛反复发作疼痛，右侧尤甚，某三甲医院诊断为双膝骨性关节炎，未予特殊治疗，纳眠可，二便调，舌淡暗胖大，边齿痕苔薄；脉弦滑。

过去史：腰椎间盘膨出 20 余年，劳累后有不适。乳腺增生 10 余年，轻度慢性萎缩性胃炎 3 年，甲状腺结节 1 年。

经络诊察：如图 142、图 143。

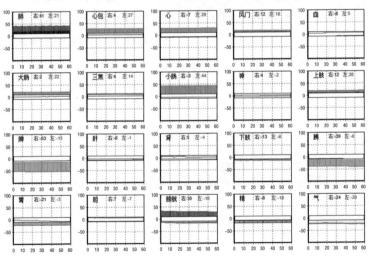

图 142　刘某 2016.6.19 井穴 Rφ=186

诊断：膝痹。

辨证辨经：下焦亏虚，经脉失养。

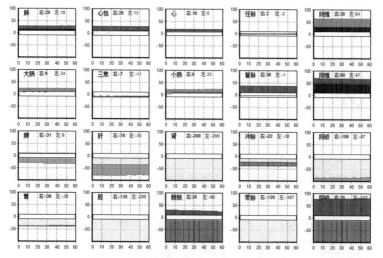

图 143　刘某 2016.6.19 原穴 Rφ = 369

治则：补益气血，濡养经脉。

针灸：百会、四神聪；上中下脘、气海、关元（灸）；左侧的尺泽、列缺、太冲（灸）、复溜、阴陵泉、内外膝眼。右侧的外关、中渚、阳陵泉（灸）、足临泣、太溪、太白。提插捻转手法，行针 30 分钟，每周 1 次。

四诊 2016.7.10。

经过每周治疗，膝关节疼痛明显好转，但上下楼仍有不适，眠可，纳可，二便调。舌淡红苔薄；脉滑略数。

辨证、立法、针灸处方同前。

【按语】患者主诉双膝关节痛，有甲状腺结节、乳腺增生、腰椎间盘病史。经络诊察发现井穴基本正常范围，而原穴肝、胆、肾、阴跷、带脉阴阳两虚；阳跷与膀胱为阴虚阳亢。舌淡暗胖大，边齿痕苔薄；脉弦滑。综合舌脉症及经络诊察结果，综合判断为下焦肝肾虚像，导致膝骨关节病变。脾胃为后

161

天之本，选取腹针、尺泽、阴陵泉、太白等调理中焦以助生化之源。选取太冲、太溪、复溜等补益肝肾，并选用内外膝眼局部通畅经络。

3.15.11 跟腱炎

王某，男，22岁，初诊2019.12.1。

主诉：右侧跟腱疼痛反复发作1年余。

现病史：患者为篮球运动员，自去年夏天因为训练过渡导致右侧跟腱受伤疼痛，休息冰敷后症状缓解，但只要训练稍微过量就症状加重，北医三院诊断为跟腱炎。患者有眠晚早醒习惯（凌晨1—3点入睡，7—8点起床），夜尿1次，嗜浓茶，时有腹胀。查右侧跟腱略红肿胀，舌红苔薄白，脉沉滑。

过去史：体健。

经络诊察：如图144、图145。

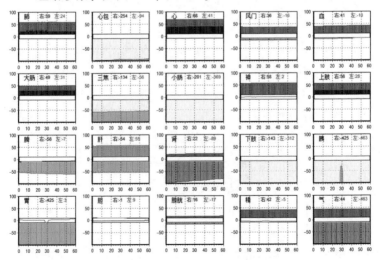

图144 王某2019.12.1 井穴 Rφ=180

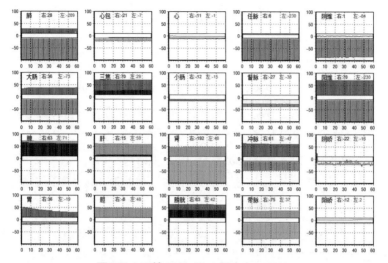

图145　王某 2019.12.1 原穴 Rφ＝330

诊断：跟腱炎。

辨证辨经：肝肾不足，肺热脾虚。

立法：补益肝肾，清肺健脾。

处方：左归丸补肝肾、二陈汤健脾运化中焦、麦门冬汤清解肺热。

麦冬 30g，桑白皮 15g，紫菀 15g，钟乳石 15g，白芷 10g，竹叶 10g，姜半夏 9g，党参 10g，大枣 10g，炮姜 10g，龟板胶 10g，杜仲 10g，山茱萸 10g，熟地 20g，枸杞子 10g，山药 20g，怀牛膝 15g，鹿角胶 5g，陈皮 10g，茯神 15g，生甘草 10g，7 付，日 1 付，水煎服。

针灸：百会、后顶、命门、腰阳关；双侧的筑宾、大钟（灸）、复溜；右侧的外关、中渚。提插捻转手法，行针 30 分钟，每周 1 次。

二诊 2019.12.8。

针药后跟腱疼痛症状缓解，右侧跟腱仍有肿胀，膝关节有热感，乏力感思睡，无夜尿，纳可，二便调。舌暗苔薄黄略腻，脉沉滑。

辨证辨经：患者针药后跟腱疼痛症状缓解，证法依前。舌脉症变化考虑患者服用补益肝肾药物左归丸滋腻所致，进一步治疗选用白术厚朴汤加减，增强健运中焦脾胃作用。

处方：白术 15g，姜厚朴 10g，醋青皮 10g，姜半夏 9g，肉桂 3g，藿香 5g，炮姜 3g，蔻仁 5g，龟板胶 10g，鹿角胶 5g，7 付，日 1 付，水煎服。

针灸取穴同前，1 次/周。

六诊 2021.1.19。

每周一次针灸治疗至今症状缓解明显，跟腱肿症状近乎消失，训练过度后仍会略有酸痛感，酸痛程度较前明显减轻，怕热感消失，体力好，纳可眠可。舌淡红苔薄黄，脉弦滑。

辨证立法同前，针灸取穴同前，1 次/周。

【按语】患者以"跟腱炎"就诊，有晚睡早起嗜浓茶习性，从经络诊察提示患者肝肾虚损、脾虚不运；肺、大肠有热。患者 1998 年（戊寅年）出生，结合舌脉证选用戊年运气方麦门冬汤清肺大肠热、左归丸补肝肾精，二陈汤健运中焦，针灸取穴同法，少阴肾经络穴大钟加用温针灸，取外关、中渚清解少阳三焦之热，经过针药治疗后患者症状逐渐缓解，辨证辨经思路不变，疗效稳定。

3.16 痤疮

孙某，女，21 岁，初诊时间 2019.1.12。

主诉：面部痤疮 10 余年。

现病史：自 11 岁开始反复发作面部痤疮，伴纳差，精神差，不喜运动，月经周期、经期、量均可，无痛经。眠可，二便调。舌淡红尖红苔根黄腻，脉沉细。

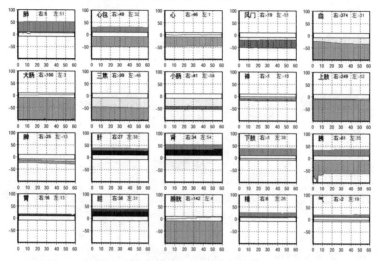

图146　孙某 2019.1.12 井穴 Rφ=218

诊断：痤疮。

辨证辨经：心肺气虚，湿热困脾。

立法：养心益肺，健脾清热化湿。

针灸：百会、双风池、中脘、关元。左侧的尺泽、太渊、神门、阴陵泉、太冲、蠡沟。右侧的外关、中渚、阳陵泉、丘墟、足临泣。提插捻转手法，留针30分钟，1次/周。

二诊 2019.2.16。

2月13日月经潮，量可色偏红，夜间12；30入睡，面部痤疮略好转，右侧面颊部为主，纳食好转，二便调。舌淡红苔薄，脉滑数。

辨证辨经立法同前。

针灸：大椎、肝俞放血拔罐。百会、双风池、中脘、关

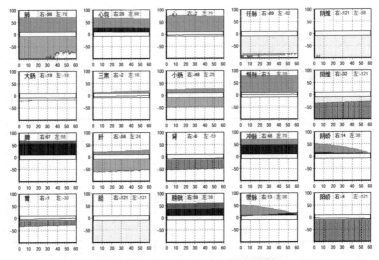

图 147   孙某 2019.1.12 原穴 Rφ=541

元。左侧的太冲、复溜、曲泉、阴谷、尺泽、列缺。右侧的支
正、后溪、足三里、足临泣、冲阳。提插捻转手法，留针 30
分钟，1 次/周。

十四诊 2019.5.26。

坚持治疗至今，前额及鼻子两侧少量痤疮，纳食可，精神
状态好转。舌淡红苔薄，脉滑数。

辨证辨经立法：同前。加强清解肺热为主。

处方：麦冬 10g，桑白皮 10g，紫菀 10g，钟乳石 10g，白
芷 5g，竹叶 5g，半夏 5g，党参 10g，大枣 10g，陈皮 10g，茯
神 15g，诃子 5g，五味子 5g，酸枣仁 30g，枳壳 10g，炮姜 5g，
生甘草 5g，7 剂，日 1 剂，水煎服，日 2 次。

针灸：百会、双风池、中脘、关元。左侧的尺泽、列缺、
鱼际、曲泉、三阴交、太冲。右侧的外关、中渚、足三里、足
临泣。提插捻转手法，留针 30 分钟。

十五诊 2019. 6. 15。

近日由于情绪紧张，额头部位有新发痤疮，纳眠可，二便调。舌红苔薄，双寸滑关尺弱。

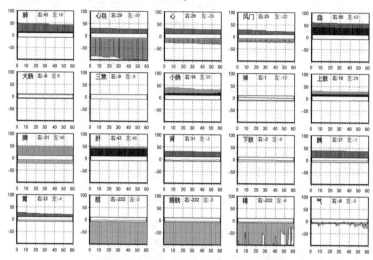

图 148 孙某 2019. 6. 15 井穴 Rφ=340

辨证辨经立法：中焦虚，上焦热，以健中焦清上焦为法。

针灸：百会、双风池。左侧的尺泽、列缺、鱼际、大陵、行间、阴陵泉（灸）、三阴交。右侧的外关、中渚、手三里、足三里（灸）、阳陵泉、丘墟（灸）、京骨（灸）。提插捻转手法，留针 30 分钟。

十六诊 2019. 6. 22。

痤疮明显好转，额头痤疮消失留有有红色印迹，纳可二便调。舌红苔薄，脉右关滑大左关弱。

辨证辨经立法取穴同前。

二十诊 2019. 7. 27。

精神紧张后右鼻翼旁略见新发，纳可二便调，眠可。舌淡

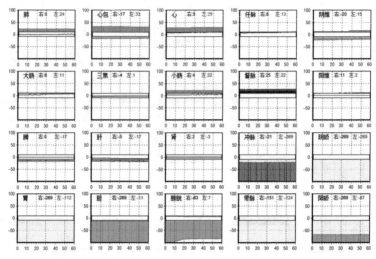

图 149　孙某 2019. 6. 15 原穴 Rφ=290

红苔薄，脉滑数。

辨证辨经同前，立法取穴以清少阳养脾胃为主。

【按语】患者主要症状是面部痤疮伴纳差，经络诊察提示上焦寒象明显，太阴脾、太阳膀胱有淤堵，胆虚，阴与阳的开机与阳的枢机功能下降，立法以助太阴在内之开为主，调补少阳经，加强阳的枢转之力。二诊患者症状好转，治疗到十四诊后患者症状逐渐减轻，纳食好转。十五诊患者因紧张额头痤疮有反复，经络诊察提示上焦有热，肝经井穴有淤堵，治疗予调太阴、清上焦热为法。十六诊后患者症状近乎消失。该患者主要因太阴运化无力导致，治疗始终以调太阴恢复中焦运化功能为主，随着其脾胃功能的好转，纳食恢复正常，痤疮症状消失。

3.17 癌症患者经络状态分析

3.17.1 膀胱癌

王某，男，77 岁，初诊时间 2014.9.1。

主诉：血尿 1 个月余。

现病史：1 个月来发现晨起有血尿，伴寒凉饮食后胃不舒，眠差入睡困难易醒，时有痰容易咳出。纳好，二便调，体力可。在北大医院诊断为膀胱癌，近期准备择期手术。舌淡暗苔白略腻，脉滑略数。

过去史：吸烟史 50 余年，每日 20 支左右，腹型肥胖。余无殊。

经络诊察：如图 150、图 151。

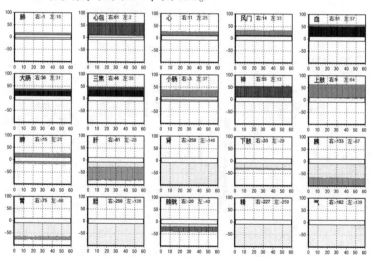

图 150　王某 2014.9.1 井穴 Rφ=308

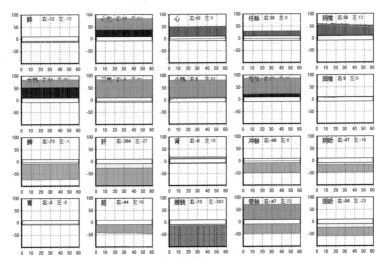

图151　王某2014.9.1 原穴 Rφ=213

表9　王某2014.9.1 井原穴柱状图

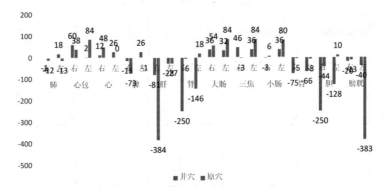

■井穴　■原穴

诊断：膀胱癌。

辨证辨经：肝胆、肾膀胱虚损。

立法：滋补肝肾，温胆养膀胱。

处方：左侧：太冲（灸）、太溪、三阴交、内关、大陵；

右侧：手足三里、京骨、阳陵泉、丘墟（灸）。提插捻转手法，留针30分钟。

【按语】患者发现血尿后在北大医院确诊，确诊后未做任何治疗前给予测经络并作针灸治疗。患者经络检测提示明确，肝胆经与肾膀胱经明显异常。患者吸烟史较长，有文献显示吸烟是膀胱癌的重要危险因素[20]。患者的经络检测肺系统未见异常，我们惯性思维认为吸烟对肺会有影响，该患者经络诊察没有显示，因此习惯认知认为疾病危险对不同人影响也是不同的。

3. 17. 2 肝癌患者群体经络状态分析

时间：1996年1～6月，共测量26例肝癌患者，病源来自广东肝癌研究所住院患者。

表10　广州26例癌症

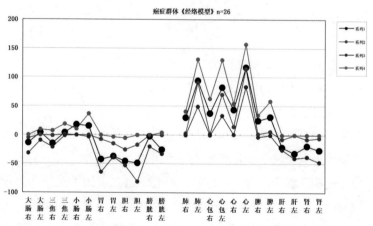

系列1黑色线：平均值；系列2粉红色线：中值；系列3蓝色线：最小值；系列4橙色线：最大值。

对26例肝癌患者进行统计所得的癌症曲线图如上，从图可见：

①手六经：手三阴经（心、心包、肺）是手三阳经（大、小肠、三焦）失衡的 1 ~ 2 倍。

② 足六经：除了足太阴经之外余足经均表现阴阳虚像。

③ 心、肺、心包、脾左侧实像大于右侧实像；肝、肾、膀胱、胆左侧虚像大于右侧虚像；胃右侧虚像大于左侧。

综上可以观察到，肝癌患者手经实像为主，足经虚像为主，呈现的是上实下虚的状态。上实是左侧大于右侧，下虚也是左侧比右侧严重。

【按语】癌症属于重大疾病，而肝癌更是重中之重的疾病，肝癌属于中医的癥瘕积聚类疾病，属于全身疾病。经络测量发现全身经络呈现上实下虚，脏病重于腑病，邪实与化热共存，阴阳虚损共存，身体处于阴阳失调严重阶段。

因此如果正常人在测量经络发现如上的图示曲线，应该高度警惕癌症的发生。

3.18 慢性萎缩性胃炎

3.18.1 慢性萎缩性胃炎群体经络特点

慢性萎缩性胃炎[21]是临床常见疾病，属于消化系统疾病，胃黏膜中固有腺体数量减少，而且黏膜常常伴有肠上皮化生，属于慢性胃炎，进一步发展异型增生进而发生癌变。因为它属于慢性疾病，临床没有特效疗法，而且部分患者因为服用药物导致胃部症状加重。我们研究团队医师在临床中治疗头晕患者偶然发现患者的慢性萎缩性胃炎被治愈，患者因为患有萎缩性胃炎，每年都在做胃镜检查，已经连续 5 年，病理改变逐渐加重，因为头晕门诊做针灸治疗，我们综合患者舌脉症与经络变动特点，调整患者异常经络，随着头晕缓解，萎缩性胃炎症状也在减轻，胃镜结果显示萎缩性胃炎消失。在日常门诊接诊了 5 例左右类似患者，受患者临床疗效启发，针灸对脾胃病的疗效可期。在2016年成功申报了北京市中医药科技项目课题："经络诊察取穴法治疗慢性萎缩性胃炎的疗效观察研究"（项目编号：JJ2016－18）。课题研究结论[22]提示我们应用经络诊察法指导针刺取穴可以增长疗效，胃肠病患者报告的结局指标（patient reported outcomes，PRO）分析6个月后经络诊察组疗效大于普通针刺组（Meta分析取穴法），两者比较有统计学意义；胃黏膜病理各项病变积分评价以及胃镜下黏膜病变程度评分经络诊察组疗效均优于普通针刺组而且具有统计学意义。该项研究结论提示我们应用经络诊察对临床疗效具有非常大的影响。

我们课题研究发现患者的经络状态的呈现完全不同于临床症状辨证的结果[23]。在2014年6月至2015年1月我们研究团队在北京中医药大学附属护国寺中医医院及附属东直门医院针灸及消化门诊的慢性萎缩性胃炎患者进行了经络检测，所有入组患者年龄在20岁~70岁之间，都是经过近半年胃镜检查包括病理确诊，检测前没有接受针灸等治疗。年龄与性别分布如下：

表11 性别分布

	男	女	总数
例数	19	42	61
百分比	31.15%	68.85%	100%

表12 年龄分布

20岁~29岁	30岁~39岁	40岁~49岁	50岁~59岁	60岁~69岁	总数
2	4	10	21	24	61
3.28%	6.56%	16.39%	34.43%	39.34%	100%

表13　左侧井穴手足经虚实人次

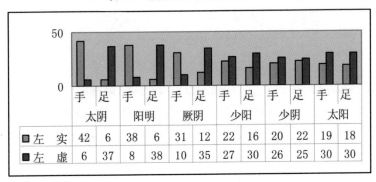

	手	足	手	足	手	足	手	足	手	足	手	足
	太阴		阳明		厥阴		少阳		少阴		太阳	
■ 左　实	42	6	38	6	31	12	22	16	20	22	19	18
■ 左　虚	6	37	8	38	10	35	27	30	26	25	30	30

表14　右侧井穴手足经虚实人次

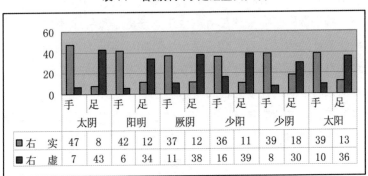

	手	足	手	足	手	足	手	足	手	足	手	足
	太阴		阳明		厥阴		少阳		少阴		太阳	
■ 右　实	47	8	42	12	37	12	36	11	39	18	39	13
■ 右　虚	7	43	6	34	11	38	16	39	8	30	10	36

表15　左侧原穴手足经虚实人次

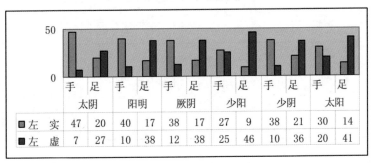

	手	足	手	足	手	足	手	足	手	足	手	足
	太阴		阳明		厥阴		少阳		少阴		太阳	
■ 左　实	47	20	40	17	38	17	27	9	38	21	30	14
■ 左　虚	7	27	10	38	12	38	25	46	10	36	20	41

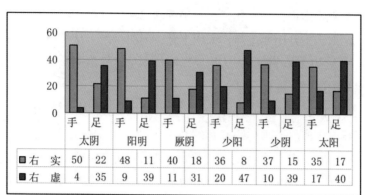

表 16　右侧原穴手足经虚实人次

		太阴		阳明		厥阴		少阳		少阴		太阳	
		手	足	手	足	手	足	手	足	手	足	手	足
右	实	50	22	48	11	40	18	36	8	37	15	35	17
右	虚	4	35	9	39	11	31	20	47	10	39	17	40

从这个检测结果分析：

太阴：与脾胃病密切的太阴经的表达，手太阴肺在手足左右井穴原穴都是实像，实像在左侧的表达代表肺系统有寒像有痰饮瘀等代谢物堆积，在右侧表达肺系统有热像有实热或郁热。总之提示萎缩胃患者的肺系统是宣发肃降功能有问题，呈现寒热错杂之象，治疗既要注意肺气的热像也要注意肺气被痰瘀等郁滞之象。太阴脾在井穴表达左右都是虚像，原穴左右虚实都异常。左侧虚像代表阴虚，右侧虚像代表阳虚。脾系统在井穴左右都虚，表达的是患者在四肢代表肉的部分既有阴精物质输布不足也有阳气虚损化气功能减弱，所以可以看到萎缩胃患者四肢肌肉瘦削萎软无力之像。而代表里系统的脾原穴表达的是左右虚实兼有，以虚像为主，提示在体内脾系统代谢既有阴阳气的不足也有痰瘀等邪阻滞。总之从太阴观察萎缩性胃炎经络表达，在手经是实像，足经以虚像为主。

阳明：手阳明大肠在井原穴左右均实像，足阳明胃井原穴左右均虚像。提示阳明大肠同太阴肺相同在上焦寒热错杂、痰饮瘀阻滞；足阳明胃不同于太阴脾的表达，足阳明胃从内到外均是阴阳虚损，阳不化气，痰瘀等邪阻滞。

太阴主升阳明主降，太阴主开，阳明主阖。从经络检测提示，太阴阳明的针药方法均要以固护本身正气为主，养正气祛浊气的同时不能伤阴助热。

厥阴：手厥阴心包在井原穴左右均实像，足厥阴肝井原穴左右均虚像。提示厥阴心包经在上焦寒热错杂、有实邪阻滞；足厥阴肝经内外均有阴阳气不足。提示临床在治疗萎缩性胃炎补益肝的过程既要注意肝的阴精不足，也要注意肝的阳化力量不足。同时要注意厥阴心包的气机疏导，预防气滞化热等。

少阳：手少阳三焦井原穴在左侧虚实均见，左侧井穴实像略低于虚像，左侧原穴虚实均见；右侧井原穴均以实像为主。足少阳胆经左右井原穴均以虚像为主，而且在原穴虚像更明显。提示萎缩性胃炎患者手少阳三焦在人体左右分布能量不同，左侧虚实夹杂，右侧以实像为主。提示临床治疗萎缩性胃炎要考虑少阳三焦左右能量差异。而萎缩胃患者足少阳在人体左右分布均以虚像为主，在原穴更明显。

厥阴主阖，少阳主枢。二者互为表里，厥阴心包、少阳三焦虚实均见，但肝经胆经均以虚像为主，厥阴肝经阖力不足，少阳胆经枢转无力，阖的力量不足，阴血不能内转濡养脏腑。少阳胆的枢转力量不足，则阳气输布匮乏，会出现手足寒怕冷等症状。

少阴：手少阴心在左侧井穴虚实变化差异不大，而左侧原穴、右侧井穴与原穴都呈现的是心经实像，肾经虚像。

太阳：小肠井穴在左侧以虚像为主，而在右侧以虚为主；小肠原穴在左右均以实像为主，膀胱经在左右井与原均以虚像为主。

少阴与太阳互为表里，太阳主开，少阴主枢。小肠与心同为火，而在左侧手少阴心为虚实混杂，而太阳小肠为虚像，所以萎缩胃患者经常看到为手足寒。少阴肾与膀胱也均为虚像，肾为元阴元阳，萎缩胃的患者先天之精已经明显被耗损，膀胱的阳气疏布受损。

萎缩性胃炎是退行性疾病，与很多因素有关，从经络检测发现，萎缩胃会引发手足十二经异常，不能单纯重视脾胃经脉，要充分理解"肺主一身之气"，"胆为中正之官"，太阳为身之"巨阳"等理论。

3.18.2 慢性萎缩性胃炎个案

苏某，男，63岁，初诊2016.12.1。

主诉：胃脘反复发作疼痛伴重度烧心、反酸2年加重1个月来诊。现在症：平日伴随恶心呕吐，胃寒怕冷，严重的嗳气口苦口黏，口干舌燥，重度肢体困重，大便稀溏与便秘便难交替发生，每日精神疲乏，烦躁易怒，失眠多梦，纳差纳少。胃镜示萎缩性胃炎，反流性食管炎。胃角慢性炎症伴轻度肠化，胃窦部慢性炎症伴中度肠化，腺体中度萎缩，黏膜肌增生。舌淡暗，苔薄白脉沉弱。

经络诊察如下：如图152、图153。

从经络检测图观察到患者的阳明胃在井穴是寒像为主，在原穴是寒热错杂能够解读患者见胃疼痛伴重度烧心、反酸、恶心呕吐，胃寒怕冷。患者的口苦口黏，口干舌燥与井原穴表达的上焦热像有关，特别是少阳三焦、厥阴心包的热像。肺与大肠呈现瘀毒与热像因此患者出现便溏与便秘交替出现。

2017.3.15。

177

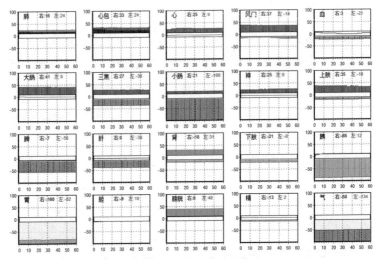

图 152　苏某 2016. 12. 1 井穴 Rφ = 213

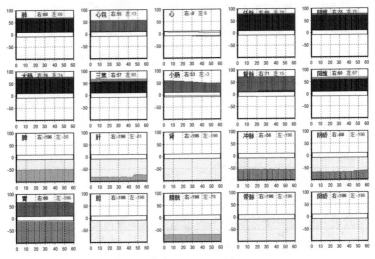

图 153　苏某 2016. 12. 1 原穴 Rφ = 244

经过针灸治疗，采用的是左阴右阳针法，左侧补益肝肾、太阴肺脾为主，右侧健脾养胆，清泻少阳为主。每周两次针灸治疗，每次 30 分钟，连续治疗 3 个月后患者症状明显减轻，胃脘偶有疼痛伴痞满不舒，烧心灼热感也偶然发生，胸胁疼痛，偶有恶心呕吐、口舌黏腻，略见口苦口干，纳食好转，餐后嗳气仍见，无肢体困重，略见胃寒怕冷，烦躁情绪仍有发生，大便溏为主。胃镜复查示：食管下段近齿状线有两处黏膜糜烂，直径小于 5mm，无融合。胃角窦黏膜见到散在颗粒样改变，取病理显示慢性炎症，轻度肠上皮化生。

经络诊察如下：如图 154、图 155。

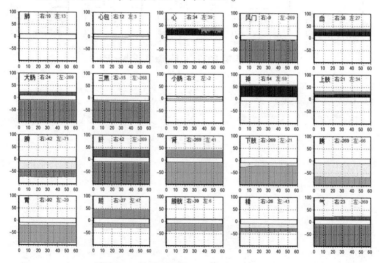

图 154　苏某 2017. 3. 15 井穴 Rφ = 375

【按语】从经络检测图观察到患者的太阴肺与阳明大肠的淤堵较前好转，阳明胃阳气不足为主，少有郁热之象，心与小肠热消失，心包与三焦热减。任督冲带阴阳维阴阳跷都有变化，特别是任督脉变化。

该患者的症状变化明显，患者胃镜显示也明显疗效，因此

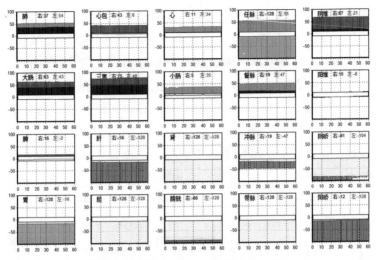

图155　苏某 2017. 3. 15 原穴 Rφ＝250

患者的经络变化代表了患者内在脏腑的变化，而萎缩性胃炎的
经络提示：手经实像提示，足经虚像提示，奇经八脉的淤堵等
提示我们临床要重视经络诊察。

参考文献

1. 王华，杜元灏，针灸学 ［M］. 北京：中国中医药出版社，2017.

2. 战国．佚名，黄帝内经 ［M］. 山西太原：山西科学技术出版社，2011

3. 王居易，经络医学概论 ［M］. 北京：中国中医药出版社，2016.

4. 无名氏，内证观察笔记 ［M］. 广西桂林：广西师范大学出版社，2009.

5. 祝总骧，徐瑞民，郝金凯等．植物有无经络？——哈密瓜和香蕉循经低阻和高音线的发现 ［J］. 自然杂志，1988，11（11）：880.

6. 喻凤兰，江琦，孔鄂生等．应用 pH 传感针对穴位与非穴位 pH 值的测定 ［J］. 同济医科大学学报，1993，22（05）：373 - 375.

7. 王刚，李宗士．穴位皮肤电位电阻与温度正常值的测定及其在周身分布情况的研究 ［J］. 黑龙江医刊，1959，（07）：19 - 23

8. 严智强，田力，林伟力等．人体十二经脉穴位冷光规律的探讨 ［J］. 中国针灸，1984，（02）：24 - 26

9. 张裕英．30 例风寒型感冒患者经络图谱的变化及彩光结合穴位疗法的临床观察 ［D］. 广州中医药大学，2011.

10. 祝世纳，系统中医学导论 ［M］. 湖北：湖北科学技术出版社，1989.

11. 刘亦鸣．高频及低频皮肤电阻测量仪 ［J］. 针刺研究，1980，5（3）：212 - 218.

12. 杨威生，张人骥. 低阻经络研究Ⅰ、测定方法［J］. 北京大学学报：自然科学版，1978，14（1）：128 - 134.

13. 祝总骧. 郝金凯. 针灸经络生物物理学——中国第一大发明的科学验证［J］. 北京：北京出版社，1998.

14. 张明峰，张修彬，2003 年诺贝尔生理医学奖及化学奖解读，生物学教学，2004，29（6）：53 - 54.

15. 孟红，王红玉，王卫等，月经周期中腧穴电阻特性初探［J］. 天津中医学院学报，1984.12.30（36 - 38）

16. 周康瑜，李俊辉，李继勋等，急性白血病经络现象试探 36 例测定结果分析［J］. 贵阳医学院学报，1981，5（1）：120 - 125.

17. 唐惕凡，丁果元，刘庆田等，心经心包经原穴导电量对心气虚证诊断作用的研究［J］. 湖南中医杂志，1995，11（1）：41

18. 张隆山. 经穴电阻特性测量中的几个问题［J］. 中国针灸，1985，5（6）：301

19. 佘延芬，朱江，不同类型经络穴位电阻探测仪的特点及其测量干扰因素探讨［J］. 中国针灸，2012，32（07）：661 - 664.

20. 李艾为，乔艳，朱熹等，吸烟与膀胱癌关系的研究进展［J］. 肿瘤，2016，36（07）：819 - 822.

21. 中国中西医结合学会消化系统疾病专业委员会. 慢性萎缩性胃炎中西医结合诊疗共识意见（2017 年）［J］. 中国中西医结合消化杂志，2018，26（2）：121 - 131.

22. 周炜，李玉潇，张艺璇等，经络诊察取穴法针刺治疗慢性萎缩性胃炎疗效观察［J］. 中国针灸，2020，40，（9）：928 - 932，

23. 周炜，赵际平，慢性萎缩性胃炎患者经络分布特点观察［J］. 针灸临床杂志 2019，35（1）：22 - 25